CORRER E SER FELIZ

WILLIAM PULLEN

CORRER E SER FELIZ

TERAPIA EM MOVIMENTO POR UMA VIDA MELHOR

Tradução
GUILHERME MIRANDA

FONTANAR

O selo Fontanar foi licenciado pela Editora Schwarcz S.A.

Grafia atualizada segundo o Acordo Ortográfico da Língua Portuguesa de 1990, que entrou em vigor no Brasil em 2009.

TÍTULO ORIGINAL Run for Your Life: Mindful Running for a Happy Life

CAPA Eduardo Foresti

PREPARAÇÃO Silvia Massimini Felix

REVISÃO Viviane T. Mendes e Huendel Viana

Dados Internacionais de Catalogação na Publicação (CIP)
(Câmara Brasileira do Livro, SP, Brasil)

Pullen, William
Correr e ser feliz : terapia em movimento por uma vida melhor / William Pullen ; tradução Guilherme Miranda. — 1ª ed. — São Paulo : Fontanar, 2017.

Título original: Run for Your Life : Mindful Running for a Happy Life.
ISBN 978-85-8439-087-8

1. Corpo e mente (Terapia) 2. Corrida – Aspectos fisiológicos 3. Esporte 4. Movimento terapêutico 5. Terapia pelo movimento – Obras populares I. Título.

17-07282 CDD-615.82

Índice para catálogo sistemático:
1. Terapia em movimento : Ciências médicas 615.82

[2017]

EDITORA SCHWARCZ S.A.
Rua Bandeira Paulista, 702, cj. 32
04532-002 — São Paulo — SP
Telefone: (11) 3707-3500
www.facebook.com.br/Fontanar.br

Sumário

Introdução

O QUE É TERAPIA DE CORRIDA DINÂMICA?

MOVIMENTO É REMÉDIO

Você já fez uma longa caminhada ao ar livre, sozinho ou com os amigos, e sentiu de repente aquele momento de iluminação em que todas as coisas na vida se encaixam? Já saiu para correr com a mente a mil depois de um dia agitado no escritório e voltou para casa exausto, suado, mas com uma nova visão dos acontecimentos do dia? Em seu princípio mais básico, essa sensação de clareza é a base da terapia de corrida dinâmica, ou TCD.

A TCD é poderosa e envolve um método terapêutico que inclui um passo a passo para enfrentar os sentimentos e as circunstâncias difíceis da vida com o auxílio do movimento. Ao reunir o exercício, a terapia pela fala e a antiga sabedoria de *mindfulness* (ou atenção plena), ela permite que você tenha uma vida saudável e gratificante. Embora, por tradição, a atenção plena seja centrada nas sensações do corpo e do ambiente para que você se concentre no momento presente, essa prática vai um passo além. A TCD usa o movimento do seu corpo para aproximá-lo do que acontece emocionalmente dentro de você, ajudando-o ao mesmo tempo a entender seus sentimentos e processá-los melhor. Esse método dinâmico oferece um caminho mais empoderador e proativo rumo à cura do que a terapia tradicional, e acrescenta uma sensação de competência e realização pessoal à sua jornada.

A TCD também pode ser adaptada ao seu nível de condicionamento, seja ele qual for, desde que, em algum grau, em certos momentos, você desafie seu corpo. Isso significa que, se uma caminhada for desafiadora para você, ela conta como TCD. Da mesma forma, se corrida em ritmo acelerado for sua praia, então pode defini-la como sua sequência de TCD. O objetivo é encontrar um nível de dificuldade em que o sangue comece a fluir um pouco mais rápido — e isso não significa se esforçar demais nem manter o mesmo ritmo durante toda a sessão. Sinta-se livre para ir experimentando, minuto a minuto, dia a dia. E, se chover demais ou se a dor no corpo for muito grande, não tem problema passar uma sessão sentado dentro de casa.

Para mim, se há algo a que a vida se resume, é o movimento.
Viver é continuar em movimento.
JERRY SEINFELD

Qualquer pessoa que já tenha trocado confidências com um amigo durante uma longa caminhada ou viagem de carro conhece a sensação de falar e se mover ao mesmo tempo. As palavras parecem fluir, saltando de história em história. Animado pelo impulso, você se vê percorrendo um caminho revelador dentro da sua mente. E, apesar de não saber aonde esse caminho leva, você não sente vontade alguma de parar. Pelo contrário: por mais que você não entenda o significado do que está dizendo, sente que o momento é importante. Os segredos, antes quase nunca revelados, surgem com uma facilidade surpreendente. Os momentos de silêncio parecem parte natural da jornada, e a estrada a ser percorrida parece dar sentido a eles. Algumas pessoas chamam essa sensação de "fluxo" — o fenômeno em que parece que você está exatamente onde deveria estar, fazendo exatamente o que deveria fazer, no momento certo.

A TCD não garante que você sempre sinta o fluxo, mas, por reunir a terapia pela fala com o movimento, é uma prática em que esse estado surge com frequência. O fato é que o movimento cura — é um remédio não apenas para o corpo, mas também para a mente e a alma. Sabemos disso no nosso corpo e no nosso coração. O movimento é instintivo — é ele que nos traz a sensação de fluxo ou faz com que nossos quadris comecem a se mover ao som da música.

Então por que aprender apenas com decoreba ou em silêncio, a sós com os pensamentos, se estar em movimento é tão esclarecedor? O corpo grita querendo se comunicar e pode revelar tudo, desde aquilo que torna você feliz ou triste até o que o deixa estressado e com raiva. A postura recurvada reflete o peso do mundo nos ombros numa segunda-feira de chuva e vento; já passos saltitantes podem ser consequência de uma promoção recente. Sua performance ao correr pode refletir a maneira como você se movimenta no mundo como um todo, tanto nos relacionamentos como na vida profissional. Você começa as coisas rápido, mas se cansa com facilidade? Mantém um ritmo constante, mas não consegue ultrapassá-lo? Ou prefere os treinos de tiro, esquecendo-se de que os detalhes de como começa as corridas também importam?

O QUE É A TCD

- A TCD é uma prática aberta que continua até que você decida parar.
- Ela é guiada por você, portanto é tão desafiadora para seu corpo quanto você quiser.
- Envolve tanto o ato de ficar sentado ou de caminhar — centrar-se e estar presente em vários estágios de movimento — quanto o de correr.
- É proativa — uma representação física dos seus sentimentos e das mudanças que deseja na sua vida.

O QUE A TCD NÃO É
• Não é um programa de exercícios. • Não é uma prática para se condicionar a curto prazo — em termos físicos, mentais ou emocionais. • Não é baseada apenas em corrida. • Não exige um alto nível de condicionamento.

O movimento é fundamental em nossa vida. Muitas vezes, para crescermos ou superarmos conflitos, é preciso fazer uma travessia ou passar por uma transição. O movimento muda nossa perspectiva e, com isso, propicia clareza, aumentando a esperança, o ânimo e as possibilidades. Essencial para a força dessa prática é um fenômeno conhecido como "emoção em movimento" — a sensação de nos sentirmos plenos e conectados com nossos sentimentos conforme nos movimentamos. Pode ser que comecemos a nos ligar a sentimentos escondidos nas profundezas, porque, à medida que passamos a nos movimentar, nossas emoções vêm à tona, avivadas pela energia que exercemos e pela história que contamos a nós mesmos. É como se, de alguma forma, o movimento se tornasse uma encenação de nossas emoções internas, e, ao encenar aquilo que está do lado de dentro, provocamos uma sensação maior de posse em relação a quem somos, ficando mais alinhados a nós mesmos. Esse processo formidável de caminhar ou correr na companhia de nossos sentimentos, para dentro deles ou através deles, pode ser incrivelmente esclarecedor e libertador, e é a base da TCD.

Às vezes a experiência gira em torno de familiarização, de se aproximar e conhecer mais sobre uma emoção específica. Outras vezes é dolorosa, por permitir que emoções reprimidas enfim brotem de maneira livre. E há ainda vezes em que tudo o que se faz é seguir em frente em silêncio, concentrado numa sensação mais plena de quem somos e do nosso lugar no mundo.

Sozinho ou com um amigo, tenha consciência do compromisso que você vai assumir: é importante respeitar o poder desse processo e fazer dele um aliado. Não raro se desenvolve uma dinâmica capaz de gerar revelações surpreendentes — momentos de iluminação em que, de repente, a verdade sobre uma memória específica se torna clara ou um detalhe é lembrado pela primeira vez. Talvez você sinta a plenitude de um sentimento como nunca sentiu antes, e isso pode ser agradável ou doloroso. Ou talvez se lembre de um momento especial ou de um elogio cujo significado na sua vida só ficou claro agora, ou ainda de um embate com um ente querido ou do término de um relacionamento importante. Vá devagar, não há por que ter pressa. Não se esforce demais nem se sinta pressionado a se abrir com um amigo.

EVITE SE ESFORÇAR DEMAIS

É importante tomar o maior cuidado para evitar se exceder na prática da TCD. O esforço excessivo anda de mãos dadas com a ansiedade e é uma das maiores maldições do mundo moderno. É mais fácil chegar à compreensão e à cura abrindo um caminho para elas, e não atropelando tudo para que elas passem. A pressão constante não leva à paz: não há como tentar correr o mais longe e o mais rápido possível e, ao mesmo tempo, compreender o máximo possível. À medida que você for progredindo, encontrará seu ritmo e sua passada — não tente se apressar para atingir logo a linha de chegada.

COMO A TERAPIA DE CORRIDA DINÂMICA SE DESENVOLVEU

Os primeiros passos da TCD remontam ao circuito da trilha que cerca o lago Serpentine, no Hyde Park, em Londres. O parque fica no coração da metrópole e, no verão de 2007, seria meu lar longe de casa e um refúgio do barulho da cidade ao meu redor, bem como da loucura dentro da minha cabeça. Seus cantos e retiros frondosos, seus esconderijos silenciosos e morros recônditos se tornaram meu santuário verde. Quando eu estava no parque, tinha uma sensação de amplitude. Os pensamentos que em geral enchiam minha cabeça pareciam se acalmar um pouco. Surpreendentemente, também encontrei minha vocação ali, em meio às árvores e aos pássaros.

Como a maioria das pessoas, levei uma vida cheia de altos e baixos. Tomei algumas decisões erradas, outras certas e, por vezes, algumas que se pode chamar de extremas. Para mim, foram todos passos no meu caminho — eu estava fazendo o melhor com o que tinha em mãos, como acontece com todo mundo. É preciso nos atentar para que a narrativa do que aconteceu conosco ao longo dos anos não seja mais importante do que a nossa responsabilidade de tratar do assunto hoje. A cura muitas vezes acontece através do processo de reconhecimento das escolhas feitas ao longo da jornada, e não a revivendo a todo momento, e esse potencial aumenta quando você entende o papel que aquela escolha representou para que chegasse onde está. O que descobri no Hyde Park naquele verão foi que, assim como todo mundo, por mais que eu tivesse tentado fugir ou me isentar no passado, precisava aceitar a responsabilidade por muitas das minhas piores decisões. Mais importante, porém, foi ver que o verdadeiro problema não era o que tinha me acontecido no passado, mas a maneira como eu me relacionava comigo mesmo no presente. Primeiro tive que aprender a valorizar a importância de ter uma relação comigo mesmo para depois poder tornar essa relação positiva.

Minha jornada pessoal incluiu muitas idas e vindas, alguns momentos felizes, outros terríveis. Eu sabia das propriedades rejuvenescedoras do exercício e de estar ao ar livre, então, nos momentos mais sombrios, esses dois elementos foram fundamentais para o meu plano de recuperação. Comecei a correr quase todos os dias em volta do Serpentine. Como havia fumado durante toda a vida, no começo mal aguentava meio quilômetro. Aos poucos, fui chegando a um quilômetro e depois um e meio. Lembro com carinho o dia em que dei minha primeira volta completa — mais de três quilômetros. Com isso, eu redescobri não apenas minha força, mas aspectos meus que estavam adormecidos havia anos. Fiquei energizado e preenchido por um sentimento de potência — exatamente o oposto dos pensamentos depressivos que andava tendo antes. A tão esperada visão da esperança começou a surgir. Levou muitos meses e muitos passos, inclusive alguns para trás, mas, com o tempo, consegui, através do movimento, sair do buraco.

E eu não estava sozinho naquele solo sagrado. A companhia que encontrei para minhas corridas naqueles dias difíceis foi uma dádiva. Meu parceiro era um amigo que também enfrentava algumas batalhas pessoais — ele estava nos primeiros estágios da crise de uma relação que acabaria em divórcio. Correr acompanhado trouxe mais do que a imprescindível camaradagem: percebi que também ajudou a nos abrirmos um com o outro e fez com que aquilo que vinha me corroendo o tempo todo viesse à tona, possibilitando que eu tratasse essas sensações. Por mais estranho que parecesse, falar sobre minha crise parecia não apenas normal, mas fundamental, como se de repente eu fosse possuído por um desejo de compartilhar. Foi uma grande surpresa para mim. De onde havia surgido aquele homem que tinha tanto a dizer sobre a vida? Que ansiava por ouvir os problemas do outro? Que se sentia tão à vontade com aquele tanto de intimidade?

Comecei a ansiar por essas corridas em que a honestidade vinha com tanta facilidade, porque ser capaz de me expressar e ser ouvido representava uma sensação ao mesmo tempo terapêutica e libertadora. E também me senti com mais controle — eu era o capitão do meu próprio navio, guiando ativamente meu caminho para o bem-estar. Um ano depois, dei um salto: partindo da minha terapia particular, comecei a formação como terapeuta, uma jornada que levaria três anos. Os estudos eram intensos e me proporcionaram uma compreensão abrangente da história e da prática dos diferentes tipos de terapia que existem hoje. As diversas instituições em que trabalhei me forneceram uma visão essencial de como as pessoas se relacionam consigo mesmas e com as outras. Aprendi a importância da paciência, do silêncio e do espaço. Aprendi também sobre a verdadeira conexão, a verdadeira empatia e a importância da clareza.

Sinto-me privilegiado de poder assistir ao ressurgimento da felicidade e da esperança no rosto daqueles com quem pratiquei a TCD. Observar o estresse e a ansiedade começarem a dar lugar à calma e ao contentamento é uma experiência profunda. Cada pessoa tem uma montanha diferente para subir ou descer e é uma honra acompanhar de perto esses primeiros passos importantes.

PARA QUE A TCD É ESPECIALMENTE BOA?

Se não puder voar, corra. Se não puder correr, ande. Se não puder andar, rasteje, mas continue em frente de qualquer jeito.

MARTIN LUTHER KING

SAIR DA ESTAGNAÇÃO

Em especial, a TCD pode ser útil para pessoas que se sentem "estagnadas", desgastadas, ou que sofrem de tristeza, ansiedade, estresse ou depressão, pois o movimento envolvido nessa terapia "incorpora" ou emula o processo de sair da estagnação. Pesquisas mostram como a caminhada e a corrida podem agir no alívio dos sintomas dessas condições. Aliado a isso, o empoderamento que advém de assumir o controle da própria situação de maneira física e proativa é a receita para gerar a mudança — um passo de cada vez.

Muitas pessoas se sentem impotentes quando confrontadas com uma dor ou uma mudança avassaladora em sua vida. Os sintomas costumam incluir acúmulo de estresse, dificuldades para dormir, irritabilidade, solidão — a lista é quase infinita. A TCD pode proporcionar uma sensação de empoderamento, motivação e capacidade para enfrentar esses sintomas, possibilitando a você o espaço para tratar num nível mais profundo o que está acontecendo na sua vida.

LIDAR COM A RAIVA

O exercício aumenta seus níveis de energia e pode aliviar a fadiga mental que muitas vezes é causada pela raiva e pela frustração. Ele pode agir como uma válvula de escape para a irritação e o rancor reprimido. De novo, ao aliviar alguns dos sintomas, você tem a chance de olhar para a situação subjacente e para a origem dessas emoções.

RESOLVER PROBLEMAS DE RELACIONAMENTO

A atmosfera colaborativa e confiante que esse processo engendra contribui para que seja uma forma mais segura de discutir assuntos delicados como infidelidade e disfunção sexual. Por sua vez, isso melhora a autoconsciência e a autoconfiança. Sempre que estivermos preocupados ou nos sentirmos afetados por ações de pessoas com que nos importamos, a TCD pode ser útil para lançar luz sobre a situação e nossas reações a ela, além de fornecer ferramentas para enfrentá-la.

TRABALHAR RUMO A UM OBJETIVO

A TCD é indicada para pessoas que pretendem atingir uma meta específica ou que precisam de ajuda para tomar uma decisão, pois se exercitar em cada corrida ou caminhada gera um forte sentimento de proatividade e progressão. Por esse mesmo motivo, ela é recomendada para momentos de transição, como divórcio ou mudanças profissionais. Para pessoas em processo de luto, pode ser útil para reencontrar a esperança e o controle sobre a vida.

ATENÇÃO PLENA

É extraordinário como é libertador ver que seus pensamentos são apenas pensamentos e que eles não são "você" nem a "realidade" [...]. O simples ato de reconhecer seus pensamentos como pensamentos pode libertá-lo da realidade distorcida que eles costumam criar e possibilitar uma visão mais clara e uma sensação maior de controle sobre a vida.

JON KABAT-ZINN

A atenção plena assumiu uma posição de destaque nos últimos anos, mas existe há séculos, originada na tradição budista. Um bom grau de sua popularidade pode ser atribuído a Jon Kabat-Zinn, um professor budista da Universidade de Massachusetts que desenvolveu a "redução do estresse com base na atenção plena" — um método usado em todo o mundo para tratar o estresse.

O conceito central da atenção plena é se concentrar no presente imediato, e não no passado ou no futuro, sem juízo de valor. Você deve prestar atenção no que está acontecendo à sua volta e no seu interior neste exato momento, e isso inclui todos os pensamentos, as emoções e as sensações que está sentindo agora. Estar consciente sem fazer julgamentos significa abrir-se inteiramente ao que acontece no presente, mas sem formar uma opinião ativa sobre se aquilo é ou não agradável. Caso esse pensamento surja, deixe-o passar. Afinal, opiniões não são fatos — elas vêm e vão, mudando dia após dia. Conforme for ficando melhor nisso e fizer da atenção plena um hábito, você vai encontrar em sua consciência um ponto silencioso e livre de julgamentos, que pode ser acessado em momentos de estresse ou apenas para encontrar um pouco de paz.

O BUDA E AS DUAS FLECHAS

Buda ensinou que somos atingidos por duas flechas toda vez que algo acontece em nossa vida. A primeira flecha é o acontecimento em si. A segunda é nossa reação ao acontecimento e tudo aquilo que agregamos a ele. Não podemos evitar a primeira flecha, mas podemos fazer algo com a segunda. Ao usar a atenção plena consciente, podemos aprender a ficar mais tempo com a primeira flecha, evitando assim grande parte da bagunça, frustração e rancor causados pela segunda.

Toda sessão de TCD começa com um processo de quatro estágios chamado aterramento, que se baseia muito na atenção plena. Um guia detalhado para o aterramento é apresentado nas páginas 24 a 27. Como parte da TCD, o processo é mais curto do que na meditação de atenção plena tradicional, mas faz com que aqueles que acham difícil ficar parados por muito tempo cheguem a esse mesmo estado de consciência.

A TCD tem em comum com a atenção plena a ideia de que, ao reconhecer nossos sentimentos e pensamentos, podemos fazer as pazes com eles. Começamos a ver que existe uma maneira de ficar alheios aos nossos pensamentos; que um pensamento pode ir e vir. Isso nos liberta de nos identificarmos em demasia com os pensamentos, o que muitas vezes provoca a sensação de estarmos sobrecarregados. Também nos liberta da estratégia autodestrutiva de tentar evitar ou ignorar aquilo que pensamos ou sentimos, o que em geral faz com que eles se tornem ainda mais preocupantes ou ressurjam em outros momentos.

As pessoas realmente acreditam que, se se preocuparem o bastante com sua infelicidade, vão acabar encontrando uma solução.

MARK WILLIAMS E DANNY PENMAN, *ATENÇÃO PLENA: MINDFULNESS — COMO ENCONTRAR A PAZ EM UM MUNDO FRENÉTICO*

A maioria das pessoas conhece a sensação de remoer alguma coisa até que ela atinja proporções muito maiores. Há quem faça isso todos os dias, usando a mente para tentar afugentar sentimentos desagradáveis. Como Williams e Penman afirmam em seu livro, não é o humor ou o sentimento que causa o pior mal — é sua reação a ele. É muito comum cairmos no velho hábito de identificar o sentimento "problemático" e depois esquadrinhar nossa mente em busca de uma boa solução. Muitas vezes isso envolve rever todos os "problemas" parecidos até encontrarmos um igual — na maior parte do tempo, é um hábito doloroso e inútil. Você pode acabar se repreendendo por não conseguir resolver o problema mais uma vez. Esse tipo de comportamento em espiral não faz bem nenhum. A TCD o ajuda a se soltar e a ficar mais presente e compreensivo.

COMO USAR ESTE LIVRO

A primeira coisa é determinar o que você deseja tratar com a TCD. É possível que já tenha uma boa ideia sobre isso, mas, se não tiver, vá lendo o livro e tente identificar qual capítulo é mais pertinente para você. Alguns leitores podem se reconhecer em diversos capítulos. Também não há problema — afinal, somos criaturas complexas. Não tenha medo de experimentar todos os aspectos da TCD. Por exemplo, se sente que precisa de um exercício que o ajude a explorar sua relação consigo mesmo, pode encontrá-lo na página 103, "Correr para dentro de você", no capítulo sobre relacionamentos.

O próximo passo é decidir como gostaria de praticar a TCD: você prefere correr sozinho ou treinar com um parceiro? Se não tiver certeza, os dois capítulos a seguir vão ajudá-lo a decidir qual método pode funcionar melhor. Depois que tomar essa decisão, você poderá começar, partindo das técnicas de aterramento e depois passando para os exercícios em si. Há um espaço neste livro para registrar e refletir sobre cada corrida. Você vai descobrir que escrever sobre seus pensamentos e sentimentos pode ser uma ótima forma de superar as dificuldades do processo. Acima de tudo, lembre-se de ir devagar e ser paciente consigo mesmo ao longo da sua jornada. Boa sorte!

A jornada

Se você consegue ver o caminho indicado à sua frente passo a passo, saiba que ele não é seu. Seu próprio caminho é você quem faz a cada passo. É por isso que é o seu caminho.

JOSEPH CAMPBELL

UM PASSO DE CADA VEZ

A TCD não é complicada ou particularmente difícil — envolve aprender algumas técnicas simples, mas poderosas, e partir para a descoberta de quem você é. Assim como muitas jornadas, o mais importante é dar um passo depois do outro. Tente praticar a atenção plena durante a sua jornada à medida que vai seguindo em frente — isso significa estar consciente de como se sente ao longo do caminho. Ao ter consciência do seu progresso na jornada, você se abre à oportunidade de cultivar uma relação mais bondosa, gentil e acolhedora consigo mesmo. Lembre-se de que você não está mudando nada de maneira ativa — está apenas notando o tom de seu diálogo interior e reagindo a tudo com compreensão e paciência, deixando o diálogo fluir de maneira natural.

Muitas vezes, neste nosso mundo agitado e cheio de estímulos, tratamos a relação que temos conosco como uma questão secundária, um detalhe que pode ser resolvido em outro momento. É comum dizermos a nós mesmos que vamos diminuir o ritmo amanhã, mudar nossos hábitos alimentares na semana que vem ou treinar nosso amor-próprio no próximo mês. Como consequência de ficarmos cada vez menos ligados ao mundo e às pessoas ao nosso redor, nossas relações são afetadas. Quando temos consciência de quem somos, podemos nos aproximar mais dos outros e aproveitar melhor o mundo.

Parece simples. É simples. Mas é preciso um pouco de disciplina e comprometimento. Numa palestra no TED, a escritora Elizabeth Gilbert fala de sua relação com a inspiração criativa: "Eu não sou a cigarra, sou a formiga". Ela afirma que a criatividade vem do trabalho duro e da determinação, e não de apenas se colocar à disposição. Instituir uma relação consigo mesmo é um ato criativo que exige bom humor, experimentação e, talvez acima de tudo, compromisso e trabalho duro. Não podemos sentar e ficar esperando que o mundo se bata à nossa porta toda manhã trazendo um plano divino para o dia. Para abraçar a vida em sua plenitude e atingir nossos objetivos, precisamos dar esses passos proativos rumo a eles. Há vezes em que nossos experimentos falham, mas tudo isso faz parte do processo de aprendizado — é importante errar para saber que tentamos.

Talvez em alguns momentos você se depare com um beco sem saída — seja ele físico, mental ou emocional —, mas isso não é um problema; continue seguindo a jornada e você vai chegar lá. A persistência vale a pena.

Se até agora você achava difícil enfrentar seus problemas e inseguranças de frente, saiba que não é o único. A própria natureza da vida é que ela é uma corrente constante de mudança: vitória e fracasso, amor e traição, nascimento e morte. A TCD vai ajudá-lo a enfrentar e valorizar suas dificuldades e vitórias, proporcionando tempo e espaço para que você entre em contato com quem realmente é.

Esse processo não oferece paz e vida eterna — é uma maneira de aprender a ser mais acolhedor com aquilo que você é por dentro, bem como com as coisas que já lhe aconteceram e ocorrerão no futuro. Ajuda-o a valorizar o que é real no aqui e agora, e não as narrativas que você cria e repete a si mesmo. Ajuda a parar de pensar no que aconteceu no passado ou pode acontecer no futuro e, em vez disso, valorizar o que está acontecendo no momento.

A autoaceitação melhora com a prática — só é possível ficar bom nisso depois de praticar várias e várias vezes. Um cliente meu perdeu a esposa, a mãe e a empresa no mesmo ano. Sentiu que isso era uma confirmação de que nada que ele tocava ou amava poderia durar, e ele achava que a vulnerabilidade que sentia dentro de si por causa dessas questões era tão clara para os outros como era para ele. Com o tempo, no decorrer do nosso trabalho juntos e graças ao seu comprometimento, ele passou a ver que a negligência constante de sua mãe durante a infância era a raiz de sua negligência consigo mesmo. Foi um momento de iluminação que esclareceu a responsabilidade dele de cuidar de si.

É preciso coragem para acordar. Não estar verdadeiramente em paz com quem você é pode levar a uma vida de ansiedade; depois que você decide parar de se iludir, pode se deparar com um caminho revigorante. Se sua "verdade" for uma fantasia, essa fuga não levará nem à segurança nem à felicidade. Você pode dizer a si mesmo que está feliz em seu relacionamento atual ou que o "emprego dos sonhos" em que trabalha há tantos anos está indo de vento em popa, mas, se essas histórias forem inverdades, você corroerá sua sensação de bem-estar de dentro para fora. Na verdade, o mundo real à sua frente costuma ser muito mais simples de habitar do que aquele que existe dentro da sua mente bagunçada.

Se você vai embarcar na jornada da TCD, o melhor conselho que posso dar é: mergulhe na experiência com todo o coração. Dedique-se ao caminho à sua frente. Ponha-se em movimento e siga em movimento. Se no começo os passos forem pequenos, continue dando-os até chegar a dar longas passadas confiantes à frente. Seja um mentor gentil e compreensivo consigo mesmo. Se vacilar, tire um tempo para se recompor, mas continue em frente. Imagine que está treinando um grande amigo ou um ente querido e dê-se o mesmo tratamento que daria aos dois nessa situação. Os melhores treinadores são pacientes, compreensivos, generosos e inspiradores. Seja seu próprio torcedor, mentalizando um discurso motivacional antes da partida e torcendo para si mesmo da arquibancada.

Um bom treinador também ensina a importância da disciplina e do aprendizado. A TCD pede que você aprenda consigo mesmo ao longo do caminho — é preciso registrar e gravar sua jornada, incluindo os momentos de imperfeição. Aprender a se treinar bem significa se segurar quando cair e tentar ver cada momento de autocrítica como uma chance de crescer. Valorize esses momentos pelo que eles são — oportunidades frequentes de se tornar mais gentil e receptivo consigo mesmo. Não é muito complicado e logo passa a ser natural, se praticado com frequência. Toda vez que você troca a autodepreciação pela autoaceitação — adotando isso como prática contínua — sai vencedor. E a comemoração passa a ser pela vitória de ser quem você é, aceitando até os próprios defeitos. Aos poucos, você também percebe que esse processo vai ficando mais fácil — é preciso muito menos esforço para ser capaz de desapegar do que para analisar e se repreender.

Na verdade, para a TCD, a jornada importa mais do que o destino, então seja paciente e continue avançando. Cada passo que você dá é um passo seu, pertence a você e a mais ninguém. Sua relação com cada momento é o que dá sentido à vida.

Tenha em mente as palavras da famosa monja budista Pema Chödrön, citando os ensinamentos da *bodhicitta* de Atisha:

> *Não tente ser o mais rápido.*
> *Abandone qualquer esperança de usufruto.*
> *Não espere aplausos.*

Por fim, esteja preparado para sofrer um pouco. A TCD costuma trazer à tona verdades muito difíceis sobre nós mesmos — as mesmas verdades que podem nos libertar. Com elas, podem vir o medo e a vergonha, sentimentos que andam de mãos dadas com os aspectos mais difíceis de nós mesmos, aqueles que passamos uma vida tentando renegar. Mas não deixe que eles o dominem. Reconheça-os, se aposse deles como parte de sua jornada e continue seguindo em frente. O medo e a vergonha são uma espécie de "estagnação" — deixam-nos atolados numa ideia específica e limitada de nós mesmos. Mantenha a atenção plena, permita que esses sentimentos partam com a mesma facilidade com que vieram. Lembre-se: você não é seus pensamentos.

O PÉ DIREITO

É importante começar com o pé direito. Tente deixar suas expectativas sobre você mesmo e sobre a TCD em casa. Procure tratar cada sessão com uma atitude mais de descoberta do que de planejamento.

Isso pode ser chamado de "mente de iniciante", porque nos liberta do trajeto restrito de pensamento histórico e abre novas perspectivas na nossa vida. Gosto muito de uma analogia sobre quem pensamos que somos versus quem somos de fato:

> Eu te levo para uma sorveteria que vende cem sabores diferentes e peço uma lista daqueles que você acha que vai gostar mais. Chocolate? Flocos? Baunilha é quase certeza. Morango? Você pode chegar a cinco, dez, até vinte sabores diferentes. No entanto, sem dúvida, se experimentar algum dos outros que desprezou, acharia entre eles algum sorvete muito saboroso. A ideia é que somos muito mais diversos como pessoas do que pensamos ser, mas é preciso uma atitude receptiva para descobrir o restante de nós mesmos.

Se você tem algumas ideias negativas a seu respeito, comece o processo de TCD olhando para você com olhar gentil. Algumas dessas ideias devem ter se instalado em você durante a infância; outras, por experiências na vida adulta. Mas não são tão fixas quanto você pensa. Esteja disposto a descobrir, experimentar e, acima de tudo, praticar com uma mente aberta de iniciante.

O PROCESSO

A TCD envolve três passos simples. Começa com um processo de atenção plena baseado no contato consigo mesmo e com o ambiente, que faz com que você fique mais presente e calmo, ajudando-o a se preparar para o segundo passo. O segundo passo é decidir o lugar em que vai sentar/caminhar/correr com qualquer dúvida ou objetivo que tenha escolhido. Por fim, a prática é concluída com um momento de reflexão na forma de um exercício de escrita cujo objetivo é refletir sobre o que a sessão lhe proporcionou. Essas anotações serão importantes mais à frente. *Observação:* você pode se surpreender com o que o processo gera, mas registre tudo de maneira fiel e sem editar, para poder ver mudanças maiores em você.

PASSO UM: ATERRAMENTO

Comece cada sessão com um processo de aterramento de quatro estágios. O aterramento se baseia na terapia cognitivo-comportamental (TCC) e na meditação da atenção plena, e é uma forma proveitosa de relaxar e entrar no clima para a TCD. Em nossa vida sempre cheia de atribulações, pode levar um bom tempo para nos centrarmos em meio a todo o barulho. É por isso que esses quatro estágios de atenção plena são tão importantes para iniciar nossa prática, permitindo que você se conecte com o que está sentindo e com o lugar onde está.

1. AVALIAÇÃO DO CORPO

Encontre um lugar onde se sinta confortável — pode ser em casa, sentado num banco do parque ou na praia — e encontre o silêncio. (Se preferir e se sentir confortável deitado, vá até algum gramado tranquilo.) O papel da avaliação corporal é se localizar dentro do seu corpo no aqui e agora. Muitos ficam perdidos no passado ou se preocupam com o futuro. Essa avaliação, do topo da cabeça até os dedos dos pés, é ideal para aumentar os níveis de consciência e iniciar a sessão. Descruze as pernas e os braços (embora não tenha problema em se sentar de pernas cruzadas), faça algumas respirações profundas e relaxe.

Perceba quais são as sensações do seu corpo em contato com a grama ou com o banco. Permita que ele se acomode o máximo possível na superfície em que estiver sentado. Observe os pontos de contato e as sensações que vêm junto com eles. Faça mais algumas respirações e, de novo, sentindo o peso do seu corpo, observe como ele se move a cada respiração. Permita-se ir se assentando por completo. Note como e onde seu corpo se move enquanto respira. Lembre-se de que você não está tentando atingir o relaxamento nem nada desse tipo. Está apenas direcionando sua atenção para partes diferentes do corpo e ganhando consciência das sensações que encontra nele o mais detalhadamente possível. Não há por que julgá-las ou alterá-las. Apenas tente viver a experiência da melhor maneira possível — e não existe jeito certo ou errado de fazer isso. Não importa se a experiência é ou não agradável nem se as sensações são intensas ou mal podem ser notadas, ou se achamos difícil continuar com a prática. Todas as sensações fazem parte do processo, mas devemos apenas *notá-las*.

Agora, começando do topo da sua cabeça, ganhe consciência do seu corpo de cima para baixo. Conforme vai descendo, tente sentir cada uma das partes ao longo do percurso, notando todas as sensações que conseguir encontrar. Vá investigando seu corpo e tenha consciência do grau em que cada parte está relaxada ou se está fria ou quente. Qual é a sensação do contato com a solidez embaixo de você? Consegue sentir o tecido da roupa contra seu corpo? Preste atenção em sua testa, seu nariz, seus lábios superior e inferior, seu queixo, a parte inferior dele — todos os centímetros do seu corpo. Em algumas áreas, pode não haver sensação nenhuma; também não tem problema. Se notar alguma tensão, tente respirar com suavidade dentro dela, notando quais características encontra ali o mais detalhadamente possível. As sensações mudam conforme você inspira e expira nesse ponto de tensão?

Continue descendo pelos ombros, peito, braços, antebraços até cada dedo da mão. Não tente mudar o que encontrar nem fazer nenhum julgamento a respeito. Você está apenas prestando atenção, nada além disso. Agora a virilha, as coxas e, por fim, as pernas. Termine na ponta do dedão ou do dedinho do pé.

Durante esse processo, observe como seus pensamentos vêm e vão. Reconheça-os e deixe que vão embora... O objetivo é se focar em seu corpo, no momento. Deixe os pensamentos virem e irem embora, e volte à prática e às sensações corporais.

2. *AVALIAÇÃO DO AMBIENTE*

Agora, transfira a atenção do seu corpo para o ambiente em que está. Olhe ao redor, examinando tudo devagar, notando aquilo que seus sentidos encontrarem. Que cheiros consegue sentir? Estão próximos? O que você vê à sua frente? Qual é a coisa mais distante que consegue ver no horizonte? Onde está a coisa mais verde ou iluminada? O que mais há no lugar? O que você não tinha visto a princípio? Escute — o que consegue ouvir? Quantos sons diferentes consegue distinguir? Qual está mais próximo e qual está mais longe? Qual é o mais agudo e qual o mais grave? Agora toque o banco embaixo de você ou o gramado à sua volta. É duro? Macio? Quente? Frio? Pinica?

Assim como a avaliação do corpo, o objetivo é apenas estar presente, apenas notar. Você não precisa prestar atenção nem notar tudo com perfeição. Apenas observe aquilo que sentir e siga adiante. Torne-se unificado com os sons e sensações mutantes que há nesse lugar.

3. AVALIAÇÃO DAS EMOÇÕES

Assim como as avaliações do corpo e do ambiente, apenas observe o que está sentindo agora do ponto de vista emocional. Não nesta semana, nem hoje, nem nesta manhã; a questão é: o que está sentindo *agora*? Ao se concentrar no momento presente, você aprende a não confundir o que *vem* sentindo com o que *está* sentindo. Isso pode parecer óbvio, porém com frequência um exame mais atento revela que houve uma mudança sutil de que não tínhamos consciência. Talvez você experimente várias sensações diferentes ao mesmo tempo, o que pode ser confuso — não há por que identificar o que elas são, apenas tome consciência delas. O importante é não julgá-las como agradáveis ou desagradáveis, mas estar presente.

4. PREPARAÇÃO

O quarto e último estágio do processo de aterramento oferece um momento para refletir sobre o que você quer da sessão. Escolha um capítulo do livro e, a partir da lista contida nele, decida qual questão lhe parece mais relevante — você também pode criar suas questões, de acordo com o que fizer sentido no dia. Enquanto sai para caminhar ou correr, permaneça focado na questão. Com o foco para a sessão escolhido, ao começar a se mover você incorpora ou incute uma sensação de movimento ao assunto, o que ajuda a explorá-lo. Conforme progride, sua história ou seus sentimentos começam a fluir. Cada passo parece levá-lo mais para dentro da questão, dando-lhe uma sensação de posse e dinamismo. Essa capacidade de enfrentar suas dificuldades de maneira corpórea, de penetrar em sua vida e em seus sentimentos, é o que torna a TCD uma ferramenta tão poderosa para o crescimento e a mudança.

Se está planejando correr sozinho, pode ser útil dizer em voz alta o foco escolhido para a corrida. Por exemplo: "De onde vem a maior parte da minha ansiedade?". Identificar um foco para si mesmo e afirmá-lo em voz alta pode ser um ato poderoso que lhe dá uma sensação de posse e propósito.

Se nada vier à sua cabeça na hora de correr, você pode simplesmente ficar sentando ou se mover de qualquer outra forma — não se esqueça de que a escolha é sempre sua. Examine seus instintos por alguns minutos. Não há problema em não fazer nada, não saber nada, apenas deixar-se estar. Perceber que você não sabe o que quer fazer também é uma forma de conhecimento. A escolha de como usar seu tempo durante a sessão é sua. Tente não se deixar levar pelas expectativas alheias e, em vez disso, escolha o que acredita ser melhor para você.

PASSO DOIS: MOVER-SE COM INTENÇÃO

Mover-se com atenção plena é bastante simples: significa observar sem julgar o que surge durante a jornada. Observe, reconheça e siga em frente. Se decidir que hoje é um dia em que quer correr sem nenhuma questão, o processo é o mesmo.

Não precisa se apegar demais à questão do dia. Deixe que ela gire em torno de você. A questão é um início sugerido da sessão. É uma espécie de semente para a exploração, e não um mapa da estrada. Caso se pegue desviando para outros assuntos ou questões, não tem problema. Para onde ela o levar pode ou não ser importante; o importante é notar como está consigo mesmo. Olhe-se com benevolência. Se for paciente, e não exigente, no processo, a autoaceitação será uma consequência. Quando notar algum diálogo interior negativo, reconheça-o e siga em frente. Com o tempo, você conhecerá melhor esses pensamentos e pode responder com uma atitude "lá vou eu de novo". Deixe que sigam o caminho deles.

Tente superar receios sobre o jeito certo ou errado de praticar a TCD. Você é suscetível a falhas. É fundamental admitir isso, então, toda vez que surgirem pensamentos de que poderia estar fazendo melhor, deixe que vão embora. Dê uma chance a si mesmo de realizar a prática do seu jeito — é uma maneira de honrar quem você é e o que consegue fazer agora —, incluindo seus erros. Haverá momentos de dor e de tédio. Aprenda a respeitá-los — assim como sua preguiça e seu medo, eles são parte importante do trajeto. Tente aceitar o fato de que você falhará com frequência. Somos todos criaturas falhas — tente aceitar e honrar sua própria imperfeição. Então, seja paciente, é o maior dom que você pode conceder a si mesmo — seja generoso com ele!

Trate as questões na ordem que quiser. Trabalhe nelas quantas vezes quiser. Faça duas ou mais numa sessão, se lhe parecer bom. Se tiver questões próprias que pareçam importantes, ponha-as na lista. Confie em seus instintos.

PASSO TRÊS: TOME NOTA

Fazer anotações é uma ferramenta importantíssima. Na forma de um diário, essas anotações permitem que você tenha uma visão profunda sobre si mesmo. Pôr no papel o que surgiu em sua mente durante a sessão e suas reflexões sobre isso liberam-no de carregar tudo na sua cabeça e no coração. Quando estiver se sentindo sobrecarregado, pode ser muito útil saber que há um lugar onde "colocar" esses sentimentos. Seu diário também pode ser uma espécie de companheiro regular, algo a que você sabe que pode recorrer sempre que precisar. À medida que vai descobrindo sua voz através da escrita, você pode encontrar forças só de pegar o diário. O mais importante é que suas anotações servem como registro da sua jornada e, mais adiante, vão se revelar fundamentais para o processo de aperfeiçoar sua TCD.

Neste livro, você encontrará lugares para registrar pensamentos e sentimentos que forem importantes para você. Para aqueles que não forem importantes também. Se tiver algo a dizer, ponha no papel, não passe por um filtro para ver antes se parece profundo o suficiente. Tente não editar enquanto escreve; em vez disso, apenas deixe as palavras fluírem. O registro de suas impressões e seus sentimentos serve como uma espécie de plano para a relação carinhosa e interessada consigo mesmo que está no centro do bem-estar emocional. Portanto, seja paciente no começo. Leve o tempo que for preciso...

Observe como age consigo mesmo conforme escreve. Você está exigindo, esperando perfeição ou se forçando para chegar rápido ao fim? Ou está sendo gentil e compreensivo? Pense em como gostaria de falar com alguém que você aprecia — pode ser muito diferente da forma como fala consigo mesmo. Será útil separar um horário específico do dia ou depois de cada sessão para fazer suas anotações. Criar um registro de seus sentimentos e pensamentos também pode ser bastante catártico, sobretudo se estiver passando por um período difícil. O processo de escrever sobre eles ajuda a tirá-los de sua cabeça.

Escreva sobre o que vier à mente: seus pensamentos, o clima, o terreno que atravessou, as pessoas por quem passou ou com quem correu, sua experiência corporal e a mudança de sua relação com cada uma dessas coisas. Você pode fazer isso neste livro, no seu diário ou mesmo no celular.

Como Carl Jung escreveu: "Aquilo a que você resiste persiste". Portanto, em vez de resistir a seus medos e dúvidas, procure validá-los em sua cabeça. Então, tome nota de tudo. Familiarize-se com esses pensamentos como velhos amigos. Não se preocupe com a qualidade da sua escrita. Sua ortografia pode não ser das melhores; nesse caso, vale mais reconhecer esse fato do que tentar fugir dele. Reflita sobre a gravidade do crime de sua má ortografia no grande esquema das coisas; talvez nem seja tão ruim quanto você pensa. Muitas pessoas inteligentíssimas escrevem mal. Suas expectativas sobre si mesmo estão muito acima da realidade? Passe outras acusações pelo mesmo filtro.

Tente manter um registro sobre como observar sua experiência com esses olhos altera a maneira como sente seu desconforto. Conheça o tom em sua cabeça e a atitude com a qual pensa e escreve. Pergunte a si mesmo: "Estou sendo gentil e paciente comigo ou crítico e duro demais?". Tome nota desse processo, depois pergunte a si mesmo: "Sinto-me melhor quando escrevo sobre essa questão?". O objetivo é conhecer e fazer amizade com seu crítico interior. Isso se faz com a prática e a familiarização.

CRIE SEU PRÓPRIO MANTRA

À medida que for encontrando seu caminho através do processo de TCD, pode ser útil desenvolver um mantra para você. Em termos simples, um mantra é um som ou grupos de palavras com poder psicológico ou espiritual. Em sânscrito, significa pensamento que protege. Ao praticar a TCD, você pode descobrir o surgimento de determinadas ideias, conceitos ou frases que tenham uma repercussão pessoal. Escrever as coisas pode começar a lhe esclarecer a situação, ou pode trazer à tona um pensamento ou ideia muito útil ao qual você sempre se remeta. Você pode ler algo num livro ou ouvir algo no rádio que realmente o toque. Permaneça aberto a esses presentes; eles surgem por um motivo. Como o místico sufi Rumi dizia: "O que você procura está procurando você". Se encontrar um mantra, tome posse dele e permita que ele o ajude em seu desenvolvimento. Pode ser uma frase como "Sei que fiz o melhor que pude" ou "Preciso saber quando é hora de parar". Com muita probabilidade, será uma frase que você pode aplicar várias e várias vezes numa situação, experiência ou sentimento repetitivo e/ou perturbador. Se não vier a você de maneira espontânea, pergunte-se o que poderia ser bom ouvir naquela situação. Eu já tive muitos mantras diferentes ao longo dos anos. Um dos mais valiosos foi "Vá com o sentimento, não com os pensamentos" — um lembrete para me permitir aceitar os sentimentos desagradáveis em vez de tentar pensar ou discutir sobre eles até que desapareçam. Descobri que isso me ajudava a me aceitar como sou em vez de como eu achava que deveria ser. Pode levar tempo para encontrar seu mantra, então seja paciente consigo mesmo.

FINALIZAÇÃO

Trabalhe com todas as questões que façam sentido para você. Se necessário, revisite alguma que ainda pareça pendente. Tome notas. Corra com suas próprias questões se alguma lhe vier à mente. Tudo isso levará tempo. Tenha paciência. Não há por que ter pressa. Deixe a experiência fluir de maneira orgânica — isso significa aceitar os momentos em que pouca coisa parece estar acontecendo. Quando sentir que talvez tenha atingido o ponto em que explorou as questões de maneira suficiente e pode ter chegado ao fim delas, lembre-se de por que começou o processo. Seu objetivo foi atingido? Reveja as anotações de suas sessões, se lhe parecer útil. Enquanto as repassa, pergunte a si mesmo se desencadeiam algum assunto que você queira explorar mais — se sim, corra com esses temas ou questões da próxima vez.

Esse é um processo intuitivo. Se você se sentir muito melhor do que quando começou, ou você o finalizou ou está perto disso. Senão, tente refazer pelo menos parte do processo. Você terá uma clara sensação de que chegou ao fim. Afinal, uma consciência maior do que acontece dentro de você terá sido um dos aspectos mais importantes da sua jornada.

SINOPSE FINAL

A TCD termina com um último ritual importante, a sinopse final. Ao retornar a suas anotações originais e resumir a jornada você perceberá um começo, meio e fim da viagem. Reler suas anotações também pode ser muito revelador.

Observe quais sentimentos são evocados pela releitura de cada entrada. O que estava se passando naquele momento e o que você realmente estava tentando dizer? Tome nota de tudo que lhe parecer importante. Veja se consegue identificar um tema ou uma narrativa da sua jornada. Você pode até tentar escrever sua sinopse em forma de narrativa — uma história sobre seu passado, seu presente e o que você espera para seu futuro. Tenha consciência da forma como escreve — você está abordando o processo cheio de expectativas? O que quer desse exercício? Pense nisso por um instante.

O último passo de pôr tudo isso no papel ajuda a marcar o fim de sua travessia. Não importa quanto tempo demore esse processo, tampouco a extensão da sinopse. Cada uma é subjetiva e particular. Algumas contêm mais sobre o passado, outras, mais sobre o futuro e outras, ainda, se concentram no presente. Não há jeito certo ou errado de fazer a sinopse final. Apenas a comece e veja aonde ela leva. Você saberá quando ela se tornar aquilo que você precisa que seja. Para isso, pode ser necessário revisitá-la algumas vezes. O importante é que seja uma sinopse da sua experiência — ou seja, deve dar uma visão geral e concisa da sua jornada. Se é a jornada da sua vida ou da sua TCD, cabe a você decidir. Pode até assumir a forma de um poema. Talvez inclua seu aprendizado mais importante ao longo do caminho ou um segredo que nunca tinha ousado admitir para si mesmo ou para os outros. Pode ser uma história de redenção ou uma parábola sobre crescimento. A jornada é sua e de mais ninguém. Trate-a com respeito e carinho. Tenha orgulho do seu comprometimento com o trajeto que percorreu. Escreva com a mesma honestidade e coragem com que realizou sua TCD.

ATINGINDO O FLUXO

É quando agimos de espontânea vontade, apenas pela ação em si, e não por motivos ocultos, que aprendemos a nos tornar mais do que somos.

MIHALY CSIKSZENTMIHALYI

O conceito de fluxo foi desenvolvido pelo psicólogo Mihaly Csikszentmihalyi. Descreve um estado de completa absorção pela atividade realizada. Trata-se de um estado em que o tempo parece parar e o resto do mundo, desaparecer. De alguma forma, aquilo que você está fazendo parece natural e muito satisfatório. Na TCD, o fluxo acontece em diversos aspectos, cada um alimentando os demais, formando um ciclo poderoso.

O primeiro deles é através do exercício em si — correr gera endorfinas, o que melhora nosso humor e nosso raciocínio. Isso é chamado de *euforia de corredor*. Se você praticar com um companheiro, o fluxo também é ativado pelo ciclo de oxitocina criado pelo compartilhamento, dando sua confiança e atenção para outra pessoa durante a TCD. A oxitocina é um hormônio poderoso de bem-estar, também denominado "hormônio do amor", em virtude de seu papel nas relações sociais e na reprodução sexual.

O fluxo também é produzido pelo ritual de narrativa. Costuma ser ampliado quando combinado com o movimento. Exemplos disso são os *walkabouts* dos aborígenes australianos, as peregrinações religiosas e as populares trilhas. Corremos para dentro de nossas histórias, nosso passado e o presente. A maioria de nós conhece essa forte sensação de impulso contínuo.

Para muitos, o fluxo será a parte favorita e mais poderosa da prática. Você pode querer ir experimentando o processo aos poucos, acostumando-se com as sensações que ele causa em você. Assim que pegar o jeito, comece a experimentar. Acelere ou diminua um pouco o ritmo. Quando começar a se sentir "levado" pela corrida, tente mergulhar no fluxo. Ele pode ser profundamente catártico, causando momentos de revelação.

Você pode encontrar o fluxo numa longa caminhada, num devaneio deitado na grama ou numa corrida que parece capaz de durar para sempre. Você pode estar em silêncio ou conversando sem parar. Qualquer que seja o caso, saboreie esses momentos conforme se conecta com seu eu interior e seu ambiente. Dê total atenção ao lugar onde está e o que está fazendo, e nunca tenha medo de parar e mergulhar na sensação.

O aspecto mais importante do fluxo e seu papel na TCD é a maneira como ele lhe dá uma sensação combinada de impulso e confiança. Em alguns momentos, a dificuldade de se conhecer e encontrar a autoaceitação pode ser massacrante — o fluxo nos oferece a segurança corporal e emocional de que estamos no caminho certo e que temos o necessário para ir aonde precisamos ir. Então, permita-se confiar nele. Vá correndo junto com ele.

O ambiente de cura

Precisamos do tônico da floresta...
a natureza nunca é demais para nós.
HENRY DAVID THOREAU, *WALDEN*

O mundo natural é nosso lar por excelência. Pode parecer óbvio, mas, para muitos, essa é uma verdade que foi esquecida. Cada vez mais as pessoas vivem em ambientes de concreto, conectadas a telas, muito distantes do mundo natural e de seus ritmos. As consequências dessa vida dissociada são agravadas ainda mais pela superficialidade do mundo digital que é nossa segunda vida. Há diversas coisas nos afastando do mundo vitalizante e enriquecedor à nossa volta, contudo, por mais que nos sintamos distantes ou por maior que seja a escuridão em que nos afundamos, o sol sempre nasce com novas possibilidades à frente.

O laço inato que temos com o mundo natural está sempre dentro de nós e pode voltar a ser sentido em questão de instantes; basta sairmos de casa. Quando foi a última vez que você se deitou na grama? Que olhou através das copas das árvores para o céu enorme acima de você? Em seu livro *Biophilia*, de 1984, o biólogo E. O. Wilson propõe a hipótese de que temos um impulso hereditário de nos ligar à natureza. Ele acredita que isso resulta da evolução biológica, um regresso a um tempo em que aqueles próximos à natureza sobreviveram mais do que os distantes dela. A predisposição genética a prosperar ao ar livre ainda permanece viva em nosso DNA e faz parte da essência da TCD.

Durante a sua prática, aproveite o mundo lá fora. A natureza tem o poder de nos curar e nutrir. Mas, para isso, precisamos passar tempo em parques e campos, praias e montanhas. Mesmo na cidade mais industrializada e desenvolvida você pode encontrar uma área em que o mundo natural esteja vivo. Aproveite a natureza onde conseguir encontrá-la e, em pouco tempo, vai ver e sentir os benefícios ao seu corpo e à sua mente conforme eles se sintonizam com seu habitat natural. Glenn Albrecht, professor de sustentabilidade na Universidade Murdoch, na Austrália Ocidental, cunhou o termo "eutierria" para descrever a euforia que sentimos quando a distinção entre nós e nosso ambiente se desfaz e, por um momento, nos tornamos unificados com o planeta. A aventureira e exploradora suíça Sarah Marquis fala de um desses momentos, certa manhã no deserto de Gobi, quando abriu sua barraca: "Eu era o vento, era a areia, perdi minha identidade como humana, em termos de carne e osso. Além desse ponto, é impossível se distinguir da natureza. Perdemos a compreensão da natureza, mas ela é nosso lugar".

A natureza tem poderes incríveis de cura. O psicólogo ambiental Roger Urish publicou um estudo revolucionário cuja conclusão diz que pacientes em recuperação de cirurgia em quartos com vista para a natureza precisavam de muito menos medicamentos para dor, sofriam menos complicações e recebiam alta antes daqueles em quartos de frente para paredes de tijolos. Quando o assunto é saúde física e mental, várias e várias pesquisas revelam o poder de cura da Mãe Natureza.

A boa notícia é que a única coisa necessária para restaurar esse equilíbrio natural é se expor ao ar livre, disponível em toda parte. Encontre uma trilha na floresta, o topo de uma montanha, um parque local ou até seu quintal dos fundos. Os japoneses chamam a prática de ir para a floresta para se curar de *shinrin-yoku*, ou banho de floresta. Os benefícios cientificamente comprovados do *shinrin-yoku* incluem:

- melhor funcionamento do sistema imunológico;
- redução na pressão arterial;
- redução do estresse;
- melhora do humor;

- aumento da capacidade de concentração, mesmo em crianças com TDAH;
- aceleração da recuperação de uma cirurgia ou doença;
- melhora dos hábitos de sono;
- aprofundamento e libertação da intuição;
- aumento do nível e do fluxo de energia;
- aumento da capacidade de se comunicar com a terra e suas espécies.

Encontre algum lugar, qualquer lugar, e respire. Se for preciso, pegue um ônibus para chegar lá. Melhor ainda, vá andando. Agora observe o mundo ao seu redor — sinta seu cheiro e toque nele. Sente-se e escute. Reserve um momento para aproveitar o simples prazer de ser. E se conscientize de que a Mãe Natureza está agindo em sua mente e seu corpo, reduzindo sua frequência cardíaca, seus níveis de estresse e sua pressão arterial. Você terá muitos dos mesmos benefícios listados no processo de aterramento (página 24), que está incluído em toda corrida.

ESCOLHA DO TERRENO IDEAL

A natureza não tem pressa, mas tudo se realiza.
LAO-TSÉ

É importante escolher o terreno certo para sua prática. A escolha do terreno ideal pode possibilitar que sua experiência seja intensa e agradável. Como saber onde é bom para você? A resposta é que cada terreno é diferente e oferece tipos distintos de resposta. Um morro íngreme pode fazê-lo parar, criando uma sensação opressiva de inutilidade. Com isso, você pode perceber o quanto está deprimido. Por outro lado, pode subir o aclive correndo, movido por uma fúria trazida pela frustração profunda em virtude de um problema cuja gravidade só foi entender agora. Não tenha medo de experimentar. Descubra o que funciona para você.

Pense no Hyde Park, no centro de Londres, como exemplo. Embora ele seja quase todo plano, contém inúmeras rotas variáveis, de maneira que você pode escolher um trajeto diferente por dia se quiser, associando o terreno e a dificuldade a como se sente. Talvez hoje você prefira o trajeto ao redor do parque — seis longos quilômetros. Ou, talvez, um circuito ao redor do belo lago Serpentine seja mais agradável.

Quando se sentir sobrecarregado, o simples ato de chegar ao parque já é uma vitória — não há por que dificultar as coisas escolhendo um trajeto acidentado que vai lembrá-lo do fardo pesado que já carrega. Por outro lado, você pode achar que o triunfo que sentirá ao conseguir chegar ao topo da colina criará uma sensação de progresso encorajadora.

Você pode sentir que deseja equilibrar o exterior com seu interior. Não tem problema, mas o terreno tem muito a nos ensinar, em geral muito mais do que imaginamos. Na verdade, quase sempre temos muito mais a aprender com um ambiente adverso do que com um agradável. Uma região montanhosa pode nos ensinar sobre nossas dificuldades diante da adversidade. Uma corrida pela serra pode nos ajudar a ter uma perspectiva sobre nossa história. Uma corrida pela costa pode nos fazer entrar em contato com a atemporalidade da vida. Correr pelo mesmo trajeto várias vezes pode provocar uma consciência desconfortável de como sua vida se tornou repetitiva e impulsioná-lo a realizar uma mudança. Todo ambiente e circunstância tem algo a nos ensinar.

Mantenha a atenção plena em suas necessidades e sensações. Você quer uma área aberta — uma sensação de liberdade e possibilidade — ou prefere ficar protegido dentro da beleza e serenidade de um parque público ou jardim botânico? Se está sofrendo com solidão, um lugar cheio de turistas e crianças brincando é mais reconfortante para você do que uma paisagem deserta? Ou um lugar vazio lhe dá uma oportunidade para aceitar a natureza solitária da sua vida e notar como, na realidade, nunca estamos verdadeiramente sós, uma vez que a terra é nosso lar? Só você pode saber o que funciona melhor em seu caso e o que o terreno tem a lhe ensinar. Mas, para que isso aconteça, você deve estar consciente e fazer um registro das sensações que o ambiente gera em você. Essa também é a maneira ideal de praticar a atenção plena em relação a onde você está e como sente o aqui e agora.

Os japoneses têm uma palavra para o espaço entre as coisas, o intervalo que liga uma coisa à outra. A palavra é *ma*, e trata da importância de observar o que está ao nosso redor e entre nós. Quando estamos ao ar livre, conseguimos sentir a escala do mundo e nosso lugar dentro dela. Tente ter consciência do silêncio entre os sons.

É importante lembrar que a TCD é tão gentil e lenta quanto você quiser. É você quem define o ritmo. Se precisar parar, pare; se precisar deixar para lá, deixe; se estiver treinando com um parceiro, a função dele é notar essas escolhas e refleti-las para você. Juntas, essas informações podem torná-lo mais consciente de como você se move no mundo, por quais mudanças está passando, onde existe resistência — praticamente qualquer coisa. Se estiver correndo sozinho, pense em como a paisagem está afetando sua experiência. Tente registrar isso da maneira mais fiel possível sem julgar ou interpretar suas sensações. Tudo tem seu lugar, inclusive o mundano.

CORRER COM UM PARCEIRO

O que importa nos relacionamentos não é como as pessoas veem umas às outras, mas se veem umas às outras.

ERIC MICHA'EL LEVENTHAL

Há algo de maravilhoso em estar sozinho na natureza, mas correr com um amigo pode ser uma experiência íntima e enriquecedora. Ter alguém para observar seu processo permite a revelação de novas perspectivas, possibilitando que você se veja com outros olhos. Você está convidando alguém para ouvir sua história, suas esperanças e seus medos, e percorrer com você a jornada rumo à autodescoberta.

Encontrar o parceiro ideal é, em geral, uma escolha particular em que o instinto representa um grande papel. Lembre-se: este é um processo que envolve aceitar o "pacote completo", incluindo seus defeitos — você está se permitindo ser vulnerável diante de outra pessoa. Essa pode ser uma experiência muito poderosa. É importante tomar decisões conscientes e ponderadas ao escolher um parceiro de corrida. Escute sua voz interior, deixe que ela o guie através de suas escolhas.

Parece ser um ponto de partida estranho, mas encontrar alguém de quem você gosta é o primeiro passo para encontrar alguém em quem possa confiar e com quem possa relaxar. Pergunte a si mesmo se a pessoa que está considerando é alguém que você acredita que seja ou possa se provar confiável — afinal, essa pessoa pode acabar sabendo algumas informações muito pessoais a seu respeito. Façam um acordo sobre a importância da confidencialidade.

Se for uma pessoa que você não conheça muito bem, talvez seja recomendável tomar um café com ela antes. Pode ser um conhecido da academia, um colega de trabalho ou um velho amigo. Se escolher um amigo, é importante ter consciência das formas como a TCD pode afetar sua relação.

A idade e o nível de condicionamento do seu parceiro são uma questão de bom senso — encontre alguém que tenha uma aptidão parecida com a sua e, de preferência, esteja em boa saúde. Por esse motivo, é importante ser um pouco impertinente e questionar o nível de condicionamento do potencial parceiro. Você também deve ser sincero em relação ao seu condicionamento e discutir quaisquer lesões ou fraquezas que possa ter. Veja com seu parceiro o que ele gostaria que acontecesse no caso de um de vocês ter que parar a corrida do dia.

Por fim, pode ser útil discutir o que esperam ou temem em relação a compartilhar sentimentos. Afinal, as emoções são bem naturais e suas sessões devem acontecer num ambiente em que você sinta que pode ser autêntico. Acima de tudo, lembrem-se de que vocês são companheiros nessa jornada — seu papel não é corrigir ou confortar um ao outro, por mais que possam querer isso. Um de vocês fala, o outro ouve. Nada além disso.

DEFINIR A PRIMEIRA SESSÃO

Você e seu parceiro precisarão chegar a um acordo sobre a localização — que deve ser conveniente para ambos. Também pode ser útil definir de antemão se a sessão será uma caminhada ou uma corrida. Vocês vão precisar decidir quem vai ouvir e quem vai falar. É possível que um de vocês queira uma pausa de falar por uma semana ou duas e prefira o papel de ouvinte. Essa é a área em que é mais provável haver discórdia, então seja sincero em relação a suas esperanças ou expectativas. Não aceite um acordo que não pareça certo para você só porque está tentando ser justo ou gentil.

Pode ser difícil para você se, no meio do processo, seu parceiro sentir que não precisa mais das sessões ou sofrer uma lesão. Tenha em mente que essa é uma possibilidade. Seu parceiro é um companheiro em sua jornada, não sua babá.

Também é aconselhável prometer logo de cara que a parceria durará até os dois aceitarem terminá-la. Essa relação precisa ser baseada em respeito mútuo e consideração um pelo outro, e o término dela é um aspecto muito importante do processo. Concordem num prazo — correr juntos por duas semanas, duas vezes por semana, por exemplo — e, depois, analisem a experiência e discutam se foi proveitosa e por quanto tempo continuará. Ou, talvez, só decidam outro prazo depois de uma nova análise. O importante é chegar a um acordo prévio com seu parceiro.

Em minha experiência, a primeira sessão costuma ser a mais produtiva e ganha vida por conta própria. O que quero dizer é que a emoção de chegar com roupas de corrida para "enfrentar" o que quer que o esteja perturbando é ao mesmo tempo revigorante e intimidadora, o que em geral gera muita energia e fala. Se você for o ouvinte, achará uma honra saber que alguém lhe confiou suas verdades íntimas e, se for sua vez de falar, pode ser um grande alívio desabafar. É surpreendente o grau de camaradagem criado durante esse primeiro encontro.

COMO SER AQUELE QUE OUVE

Em geral, a regra no papel de ouvinte é que menos é mais. O que quero dizer é que, se estiver em dúvida se deve ou não dizer algo no papel de ouvinte, prefira não dizer. Se seu parceiro preferir parar ou correr em silêncio, use essa oportunidade para praticar estar presente e em silêncio. Observe o impulso de interromper seu parceiro. Tente não ceder à vontade de preencher o silêncio. Não tenha medo de não saber como reagir ou o que fazer. Sua simples presença pode ser muito terapêutica para ele e para você mesmo também. Lembre-se: você não está ali para salvar nem corrigir ninguém, apenas para estar ao lado do seu amigo. Ele sabe que você não está lá para curá-lo nem para fazer com que ele se sinta melhor. Sua função é apenas fazer companhia.

Existem três condições para ser o ouvinte na TCD. São simples — fáceis de realizar e de lembrar. Seu objetivo é incorporar essas três condições ao ouvir seu parceiro de corrida.

1. OUÇA SEM JULGAR

Proporcione ao seu parceiro um lugar seguro onde compartilhar. Um espaço em que ele se sinta livre para explorar e encontrar aceitação para as partes dele que forem menos nobres ou que ele ache vergonhosas. Não há por que indicar aprovação ou desaprovação, surpresa ou concordância. Apenas esteja presente.

2. OUÇA COM EMPATIA

Seu papel é ouvir de verdade o que a pessoa está dizendo. Isso não significa construir teorias próprias sobre qual pode ser a raiz dos problemas do seu parceiro ou inventar uma solução para elas. Significa prestar atenção no que você ouve e ter empatia, sem nenhum tipo de interpretação. Aqui e ali, você pode demonstrar qualquer solidariedade que possa sentir, mas, na dúvida, guarde para você, a menos que tenha certeza de que é o que ele deseja. A ideia é estar presente, não totalmente em silêncio, mas quase. É a vez do outro de falar — sua hora vai chegar.

3. *ESTEJA PRESENTE*

Lembre-se de estar presente e disponível para seu parceiro o máximo que puder durante seu tempo juntos. Isso exige que você se relacione com ele de uma maneira sincera, não permeada pela necessidade particular de parecer atencioso, interessado, atraente, inteligente ou bem-sucedido. Portanto, seja fiel a quem você realmente é e deixe que essa sinceridade seja seu guia.

Se seu parceiro começar a chorar, é importante saber como reagir. Vocês devem tocar nesse assunto antes de começar a correr e decidir o que fazer. Algumas pessoas preferem continuar correndo, outras acham melhor parar por um momento. Faça o que o outro preferir. Sua posição-padrão é como companheiro — não como terapeuta, mãe, pai ou melhor amigo. Raiva e tristeza são naturais; permita que esse seja um momento em que seu parceiro seja quem é por completo, que ponha tudo para fora. Em minha experiência, a camaradagem de correr juntos, de compartilhar esse esforço emocional, cria um abrigo seguro em que palavras são desnecessárias. Seu parceiro aceita seu silêncio porque você deu todos os passos junto com ele, assegurando-o do cuidado que tem com ele.

Confie no método da TCD. A oxitocina, ou "hormônio do amor", gerada por compartilhar nossas histórias representa um papel importante nas relações sociais, produzindo uma sensação relaxante e fortes sentimentos de intimidade. Graças a esse fenômeno, você não precisa fazer nada nem ser ninguém. O processo funciona sem sua ação. Lembre-se: quando as pessoas estão angustiadas, o melhor que você pode fazer é apenas ficar com elas; não tente oferecer soluções para as crises delas. Apenas valide o momento com sua presença.

O único momento em que você precisa falar é quando for sua vez de começar a trabalhar com seu parceiro e induzi-lo durante o processo de aterramento. A indução é opcional, mas pode ser útil e relaxante. Guie seu companheiro pelos quatro passos do processo de aterramento (ver páginas 24 a 27). Você pode usar suas próprias palavras — seu papel é apenas lembrar seu parceiro de cada passo.

COMO COMPARTILHAR

Se está usando os exercícios de TCD deste livro, pode ser que deseje levar uma questão daqui para correr junto com ela. Ou pode ter alguma outra coisa em mente ou, talvez, queira dar continuidade a algo de uma sessão anterior. Às vezes, você só vai querer ir andando e ver o que surge. Outras, preferirá correr em silêncio. Se nada vier à sua cabeça, continue sentado, ou comece a andar ou correr — a escolha é sempre sua.

Talvez você queira ir devagar com a prática no começo. Há tempo de sobra. Vá experimentando seu parceiro e o que você se sente à vontade para compartilhar. Há muitas histórias que contamos a nós mesmos sobre o que as pessoas pensam a nosso respeito ou o que aparentamos ser. Tente deixar isso de lado. Aqui vão algumas coisas a não fazer:

NÃO TENTE PARECER INTELIGENTE. A inteligência não tem nada a ver com a expressão de sentimentos. Pelo contrário, na maioria das vezes, ela só atrapalha. Seja você mesmo, esteja aberto. Confie que as pessoas vão aceitá-lo como você é.

NÃO PROCURE SER ENGRAÇADO. A comédia é muito usada para desviar de assuntos desconfortáveis quando estamos nervosos — é melhor tentar ficar no desconforto em vez de fugir dele. É para isso que serve a TCD...

NÃO SE SINTA OBRIGADO A FALAR. Falar sem necessidade também é um meio de evitar a expressão genuína de sentimentos. Se não tiver nada a dizer, aceite. Se, por outro lado, tiver muito a dizer, permita que tudo flua de modo espontâneo.

NÃO TENTE CONSEGUIR TUDO NUMA SÓ SESSÃO. Objetivos inalcançáveis são contraproducentes. Vá devagar, respire. Você pode descobrir que a história que acha necessário contar é muito diferente daquela que precisa mesmo contar. Deixe que ela se revele com o tempo.

NÃO SE PREOCUPE COM AS EXPECTATIVAS DE SEU PARCEIRO. Essa sessão é sua — faça o que lhe parecer certo. Escute seu corpo. Escute seus pensamentos. Escute seus sentimentos. Expresse-os da maneira como precisar. Preocupe-se consigo mesmo e mais ninguém.

Depois de algumas corridas, sua parceria começará a fluir. Um sentimento de confiança se desenvolverá entre vocês. Assim como em qualquer outra jornada, o caminho é muitas vezes incerto e o destino, desconhecido. Haverá momentos em que você vai se atrapalhar — não tem problema; apenas tente reconhecer sua incerteza e siga em frente. Não existe jeito certo ou errado — apenas o seu jeito.

Tristeza e depressão

Liberdade não é a ausência de compromissos, mas a capacidade de escolher — e me comprometer — com o que é melhor para mim.

PAULO COELHO, *O ZAHIR*

"Depressão" se tornou um termo geral para grande variedade de sintomas, alguns dos quais são listados neste capítulo. A maneira exata como a depressão se desenvolve ainda é um mistério. Para alguns, pode vir de um desequilíbrio químico, um acontecimento traumático, um parto ou o abuso de substâncias. Para outros, pode resultar de sofrimentos na primeira infância, solidão, alimentação ou padrões de comportamento negativos. Qualquer uma dessas coisas pode deixá-lo com uma sensação de impotência ou estagnação. Já trabalhei com muitas pessoas deprimidas e tenho certeza de que, mesmo se você não tiver sofrido um episódio de depressão, conhece ao menos uma pessoa que tenha passado por isso. É uma epidemia crescente — o Serviço Nacional de Saúde (NHS, do inglês National Health Service) do Reino Unido afirma que 10% da população britânica sofrerá um período depressivo em algum momento da vida. Desconfio que o número real seja ainda mais alto.

A depressão se manifesta de diversas formas. Pode dar a sensação de que as coisas sempre estiveram erradas na sua vida. Talvez um acontecimento marcante, como uma demissão, um divórcio ou a morte de um parente, desencadeie um declínio em sua felicidade e em seu bem-estar. Em muitos casos, parece não haver motivo para a infelicidade. A depressão pode atacar qualquer pessoa em qualquer momento, quaisquer que sejam as circunstâncias.

COMO IDENTIFICAR A TRISTEZA E A DEPRESSÃO

A depressão afeta pessoas em todos os setores da vida, incluindo muitas que consideramos bem-sucedidas e parecem "ter tudo". Há sinais e sintomas que você pode reconhecer e que podem indicar que está deprimido:

- cansaço e perda de energia;
- tristeza que não passa;
- perda de autoconfiança e autoestima;
- dificuldade de concentração;
- não ser capaz de aproveitar coisas que em geral são prazerosas ou interessantes;
- sentir-se ansioso o tempo todo;
- evitar outras pessoas, às vezes até os amigos mais próximos;
- sensação de desesperança e desamparo;
- problemas para dormir — dificuldades para pegar no sono ou acordar muito mais cedo do que o normal;
- sentimentos muito fortes de culpa e inutilidade;
- dificuldades em ser funcional no trabalho/faculdade/escola;
- perda de apetite;
- perda de desejo sexual e/ou outros problemas sexuais;
- dores físicas;
- pensamentos sobre suicídio e morte;
- automutilação.

Se acha que quatro ou mais desses sintomas se aplicam a você, considere perguntar ao seu médico se a TCD lhe convém. A terapia pode não ser apropriada para pacientes com diagnósticos de depressão grave ou clínica.

CAUSAS COMUNS DA DEPRESSÃO

ACONTECIMENTOS NA VIDA. Grandes mudanças na vida podem desencadear um período de depressão, como o desemprego, o término de um relacionamento ou algum tipo de abuso.

PERDA. A perda vem de diversas formas, como a perda de alguém que amamos, a perda de um emprego ou uma mudança de casa. Também pode resultar do envelhecimento, dos filhos saindo de casa ou da perda de uma parte de sua identidade por algum outro motivo.

RAIVA. Algumas pessoas se referem à depressão como raiva congelada. Para outros, a raiva pode ser uma emoção mais garantida de sentir do que a tristeza escondida por trás dela.

PENSAMENTO RÍGIDO. Quando certos pensamentos ou maneiras de pensar se tornam rígidos ou estagnados, isso pode causar inflexibilidade e depressão.

EXPERIÊNCIAS NA INFÂNCIA. Se você sofreu algum tipo de trauma na infância, como abuso ou negligência, ou se não lhe ensinaram estratégias adequadas para enfrentar as dificuldades da vida, pode ser bastante difícil para você lidar com problemas na vida adulta, o que pode causar depressão. Vergonha, culpa e raiva podem fazer parte disso.

ÁLCOOL E ABUSO DE SUBSTÂNCIAS. Embora essas substâncias possam aliviar seus sintomas de forma temporária, elas podem exacerbá-los a longo prazo e também indicar um problema subjacente.

AUTODEPRECIAÇÃO. Um crítico interior persistente e depreciativo é uma causa comum de depressão. Ele pode boicotar todos os momentos, todos os relacionamentos e qualquer chance de felicidade. Intimamente relacionado ao perfeccionismo, à insegurança e a uma criação muito rígida, pode destruir tudo que há de bom em nós.

CAUSA DESCONHECIDA. Nem toda depressão tem uma origem óbvia. Às vezes, ela vem do nada, o que pode dificultar ainda mais a experiência. É comum procurarmos um motivo que legitime a dor que estamos sentindo. Se não conseguirmos encontrar nenhum, a vergonha e a confusão somam-se à própria dor.

COMO A TCD FUNCIONA PARA A TRISTEZA E A DEPRESSÃO?

A TCD trata a depressão através da mente e do corpo. Essa estratégia de duas vias permite que você lide com os sentimentos de impotência e inutilidade que costumam vir com a depressão. Isso lhe dá a chance de fazer mais do que apenas esperar que a dor passe ou só falar sobre ela — oferece a você um meio proativo de lidar com o problema.

Ao sair para se movimentar, você incorpora sua decisão de mudança. Muitas pesquisas demonstram a relação entre exercício e melhora do humor. Segundo um estudo holandês de 2006 com 19288 gêmeos e suas famílias, aqueles que se exercitavam eram "menos ansiosos, menos deprimidos, menos neuróticos e mais sociáveis".

Nessa jornada, você começará a explorar seu universo interior. Ao conhecer cada vez mais seus pensamentos, sentimentos, emoções e percepções, terá uma compreensão melhor de como age perante o mundo, permitindo que realize as mudanças que achar desejáveis. Através da TCD e do processo de questionamento, você ganhará uma compreensão melhor de sua depressão, possibilitando que se veja com novos olhos, ajudando-o a mudar aquilo que pode e aceitar o que não pode mudar.

Parte do processo se baseia em nossa tendência humana natural de querer desenvolver e manter nossa saúde. Assim como as plantas, crescemos naturalmente em direção à luz. Outra maneira de observar a questão é que não estamos tentando adquirir algo que nos falta; em vez disso, estamos percebendo o que já existe dentro de nós. É uma maneira positiva de olhar a vida — se nos proporcionarmos o ambiente certo, assim como uma planta, vamos crescer e dar frutos. Para isso, será necessário olhar para nossas escolhas de vida e para a maneira como nos cuidamos. Está na hora de você começar a cuidar de si mesmo? Começar a se exercitar, alimentar-se bem, reservar um tempo para você, fazer trabalhos voluntários, entrar para um curso, sair para caminhar ou qualquer outra ação positiva pode ajudar a criar um ambiente em que comecemos a nos curar.

A dor que você sente quando está deprimido oferece uma oportunidade contínua de aprimorar sua prática de atenção plena. Toda vez que sentir o peso da tristeza, será uma chance de retornar ao corpo e à sensação, e reconhecer que os pensamentos e sentimentos vêm e vão. Claro, no começo isso não é nada fácil. Pelo contrário, é uma prática bem difícil. É preciso tempo para pegar o jeito. Assim como um músculo, ele precisa se alongar. Mas, com a prática, você verá que não há outra opção nesses momentos — reconhecer o pensamento ou sentimento por aquilo que ele é e deixar que vá embora.

ACOMPANHAMENTO: DIÁRIOS DE HUMOR

Um diário de humor pode ser uma maneira muito eficaz de se familiarizar com sua depressão e, também, com os detalhes importantes de como e quando ela o afeta. Ao acompanhar seus humores, você conseguirá ver quais acontecimentos têm os piores efeitos sobre você e em quais horas do dia. Muitas vezes, padrões vão se revelar. Assim, você pode aprender a se adaptar a esses momentos e situações, alterando-os quando puder e preparando-se para quando não puder. Os diários de humor podem ser comprados em livrarias, baixados ou até mesmo preenchidos pela internet. Ou você pode simplesmente criar o seu.

Escrever um diário pode ser muito útil. Procure reservar um horário regular — por exemplo, logo de manhãzinha ou antes de dormir — e registre seus sentimentos e pensamentos. Não há necessidade de interpretá-los se não quiser. O importante é colocá-los no papel conforme passam pela sua cabeça. Tente ser fiel à sua experiência. Você descobrirá que registrar essas coisas por escrito lhe proporcionará alívio — melhor para fora do que para dentro. O diário também serve como um companheiro oportuno em sua jornada pela TCD.

QUESTÕES SOBRE TRISTEZA E DEPRESSÃO

As questões a seguir foram elaboradas especialmente para ajudá-lo a explorar e se conscientizar de seu processo, reduzindo assim os sintomas de sua tristeza ou depressão. Escolha aquelas que mais façam sentido para você. Deixe sua intuição ajudar nessa escolha. Lembre-se: não existem respostas certas ou erradas. Se tiver outras questões, acrescente-as à lista no espaço oferecido ao fim do capítulo.

O que as palavras "tristeza/depressão" representam para você?

Quando essas sensações começaram? Há quanto tempo você se sente dessa forma — foi um declínio gradual ou uma sensação súbita de tristeza? Às vezes, é bom olhar o processo para tentarmos entender de onde as emoções vieram em vez de nos deixar afundar dentro delas.

Existe um histórico de tristeza/depressão na sua família?

Costuma ser útil pensar em quando sua depressão está pior e quando está melhor. O que a torna melhor ou pior? Existem certas situações que agravam sua tristeza/depressão?

Já pensou em ter um "diário de humor"? Acha que pode ser uma maneira útil de acompanhar e tentar tratar aqueles momentos do dia em que você tem maior tendência a se sentir mal?

Se tivesse que descrever essa sensação depressiva em termos visuais, como ela seria? (*Uma nuvem negra sobre minha cabeça; uma névoa rodopiante; um cachorro preto; uma mistura de cores...*)

De que outra forma você a descreveria em termos dos seus sentidos? Qual é o som, o gosto, o cheiro e como ela é ao tato? (*Barulhenta; um gosto amargo; um cheiro ácido; trêmula; suada; um frio na barriga...*)

Se tivesse que dar um nome à sua depressão que a tornasse única, qual seria? O que esse nome significa para você? Personificar sua depressão ou seu humor pode ajudá-lo a olhar para ela de longe, ser mais objetivo e menos enredado por ela.

Sua depressão parece culpa sua? Ou de outra pessoa? Ou de ninguém? Se pensa que é culpa sua, acha que seus amigos e parentes concordariam com isso?

Como gostaria que os outros o tratassem quando se sente dessa forma? Se um amigo viesse até você com as mesmas emoções que você está sentindo, como o ajudaria? O que tentaria fazer ou dizer?

O que você espera de si mesmo e dos outros em relação à tristeza e à depressão? Às vezes você se culpa por esses sentimentos? Ou é compreensivo consigo mesmo?

Às vezes você permite que essa sensação se torne uma desculpa para não participar plenamente da vida? O que deixou de fazer e por quê? Talvez tenha um medo subjacente de rejeição, fracasso ou algum outro medo.

Você aspira à perfeição? Como isso o afeta? Qual é a origem disso? Como isso o ajuda? Acha que existem pessoas que se sentem mesmo perfeitas ou que a perfeição seja algo atingível?

Como descreveria a forma como fala consigo mesmo sobre tristeza/depressão? Você falaria com outras pessoas da mesma forma? Se não, o que acha dessa diferença?

Alguns dos pensamentos que você tem são repetitivos? Se sim, quais? Alguns são racionais e outros completamente irracionais? Você tem confiança de que consegue identificar a diferença? Seria útil fazer uma lista de ambos os tipos?

Você tem tendência ao isolamento? Por quê? O que poderia fazê-lo se sentir mais próximo das pessoas?

O exercício é uma forma poderosa de tratar a depressão. Você consegue pensar em formas de exercício que poderia praticar?

Já considerou técnicas de relaxamento, como respiração profunda, ioga ou meditação?

Se seus dias parecem desestruturados, já considerou elaborar uma rotina saudável? Uma rotina, sobretudo se incluir atividades sociais e de saúde, pode ser ao mesmo tempo reconfortante e gratificante.

Por outro lado, se sente que seus dias são estruturados demais e tem a impressão de que não consegue dar conta, existem mudanças, mesmo pequenas, que conseguiria realizar? Às vezes, um ajuste mínimo faz toda a diferença.

SUAS ANOTAÇÕES

SUAS ANOTAÇÕES

Ansiedade

O que está atrás de nós e o que está à nossa frente têm muito pouca importância em comparação com o que existe dentro de nós.

RALPH WALDO EMERSON

O QUE É ANSIEDADE?

A ansiedade é natural ao ser humano, ajudando-nos de maneiras úteis, como por exemplo avisando quando o perigo está próximo ou quando uma mudança é necessária. Contudo, ela pode ser problemática caso se torne excessiva ou incontrolável, parecendo brotar do nada, gerando um impacto prejudicial em nossas vidas. Sua ansiedade pode ser intermitente e um pouco irritante, do tipo que o incomoda em ocasiões sociais como festas ou quando se sente solitário. Ou pode parecer contínua e desconfortável, uma velha conhecida tensão que faz com que você se sinta nervoso quase o tempo todo. Para alguns, pode ser algo sempre presente e avassalador, do tipo que paralisa e desgasta as pessoas, fazendo-as se sentir isoladas e desanimadas.

A TCD pode ajudá-lo a ter um grau maior de conforto com sua ansiedade, além de aliviar alguns de seus sintomas. Estes podem incluir:

- agitação ou nervosismo;
- cansar-se com facilidade;
- dificuldade de concentração ou esquecimentos momentâneos;
- irritabilidade;

- tensão muscular;
- distúrbios do sono;
- pensamentos sobre temores e preocupações.

DE ONDE VEM A ANSIEDADE?

Sua ansiedade pode ser causada por fatores ambientais (como situações sociais ou profissionais), fatores médicos, abuso de substâncias, genética, química cerebral ou uma combinação desses fatores. Ela costuma ser desencadeada pelo estresse, o qual pode ter diversas origens, incluindo estudos, preocupações financeiras, problemas profissionais, envelhecimento, vitimização, divórcio e luto.

Qualquer que seja a origem, mais cedo ou mais tarde todos sofreremos algum grau de ansiedade. A menos que você esteja vivendo num templo e medite 24 horas por dia, é improvável que consiga evitá-la. Mas, como sempre, é importante se concentrar na nossa relação com a ansiedade em vez de se concentrar apenas nela. O psicólogo Rollo May via a ansiedade de uma maneira mais positiva, considerando-a fundamentalmente inevitável, natural e a fonte de toda criatividade. Ele a via como uma sensação provocada pelas dificuldades naturais da vida, acreditando que a ansiedade gera a mudança e o crescimento, de modo a nos afastar da estagnação e do isolamento. Ele acreditava que ela era o cerne do que nos torna humanos e, por isso, era uma força positiva.

Então, como sentir a ansiedade dessa forma? Parte da solução é mudar nossa relação com ela, reconhecer que, às vezes, a ansiedade pode ser tanto amiga quanto inimiga. Talvez nem sempre isso seja possível. A ansiedade crônica pode exigir intervenção médica. Na maioria dos casos, porém, pode-se prevenir a ansiedade indesejada, aceitando-a quando possível, em vez de tentar evitá-la. Isso não significa apreciar todos os minutos em que estiver ansioso. Ao contrário, significa aprender a reconhecer e tolerar a ansiedade como uma acompanhante natural de boa parte do que fazemos.

À medida que avaliamos nossas escolhas na vida, muitas vezes tendo que considerar resultados pouco claros, sentimos estresse e ansiedade. Na TCD, o objetivo é se envolver de maneira positiva nesse processo de desenvolvimento e experimentação. Quando estiver correndo com as perguntas ao fim deste capítulo, pergunte-se como pode aproveitar essa energia ansiosa para o bem, para criar mudanças positivas na sua vida. Pode ser que você decida pedir uma promoção ao seu chefe ou, talvez, queira chamar alguém para sair mas fica ansioso com isso, temendo a rejeição. Tente correr com essas questões na cabeça ou experimente fazê-las em voz alta no parque. Sinta a energia que a ansiedade tem a oferecer. Observe como ela afeta sua velocidade e resistência.

Certo nível de ansiedade é bem normal. A incerteza sobre o que almoçar ou como pagar uma dívida, sobre seu futuro, o excesso de opções, decisões sobre casamento ou divórcio, questões sobre como e quando você vai morrer, e a maior de todas, "Qual é o sentido de tudo isso?" — todas têm o potencial de gerar ansiedade. Para alguns, a importância e a escala dessas grandes questões provocam níveis infrequentes ou excessivos de preocupação. Outros sofrem um tipo de ansiedade que vem do nada, que zumbe na cabeça sem motivo aparente. Vivemos num tempo de grande liberdade, no qual podemos escolher seguir quase qualquer caminho. Mas, para alguns, a liberdade é um sofrimento gerador de ansiedade. O filósofo dinamarquês Søren Kierkegaard sabia disso, e chamava a ansiedade de "vertigem da liberdade". Devemos então examinar várias causas da ansiedade para ajudá-lo a explorar sua relação particular com esse aspecto tão perturbador da vida moderna.

ANSIEDADE POR UM TRAUMA PASSADO

Para aqueles cuja vida foi marcada por traumas como divórcio, abuso ou luto, continuar vivendo pode ser assustador. Se sofreu algo assim em seus anos de juventude, pode ser uma daquelas pessoas com receio de se expor de novo a esses traumas. Às vezes, a consequência é uma vida de subterfúgios, medo ou hipersensibilidade ao aprisionamento ou ao estresse. Com frequência, um processo constante de avaliação o mantém atualizado sobre os detalhes de sua situação. Estou seguro? De onde virá minha próxima refeição? Quais são minhas perspectivas aqui? Em quem posso confiar? Essas pessoas gostam de mim, ou vão me trair e explorar? Embora o drama original possa ter acontecido muito tempo atrás, para o corpo e o sistema nervoso pode parecer que foi ontem. Familiarizar-se com sua "história de origem" pode ajudá-lo a entender por que ainda se sente ansioso. Seja gentil, compreensível e bondoso consigo mesmo. Registre sua jornada de autodescoberta num diário ou neste livro mesmo.

ANSIEDADE EM SUA SITUAÇÃO ATUAL

A ansiedade pode advir das escolhas que você fez ou ser fruto da sua situação atual. Pode ser o primeiro sinal de alerta do nosso corpo nos lembrando de que é preciso olhar para algo. Muitas vezes, quando tentamos ignorar a necessidade de ação, a ansiedade se agrava até fazermos algo em relação a ela. Esse pode ser o tipo de ansiedade que sofremos quando nos sentimos insatisfeitos com a vida em determinado aspecto ou, talvez, estejamos vivendo rápido ou devagar demais, levando uma vida muito segura ou perigosa demais. Pode ser que ainda estejamos buscando o encerramento de algo, como o luto de um relacionamento ou da morte de um ente querido. Talvez seja preciso fazer as pazes com um irmão ou um amigo. Essas circunstâncias costumam ser sentidas como a impressão agoniante e contínua de que alguma coisa está errada, uma incapacidade de relaxar porque algo precisa ser resolvido e, por mais que tentemos fingir que está tudo bem, no fundo sabemos que não está.

A famosa cientista social Brené Brown defende o uso da seguinte técnica para tratar a "estagnação" — conhecida pelo acrônimo DIA:

Deliberar em pensamento e comportamento
Inspirar-se para fazer escolhas novas e diferentes
Agir

Se você sente que está num impasse, faça uma mudança. Grande ou pequena. Experimente com diversos tipos de mudança. A TCD vai ajudá-lo a voltar a se mover em sua jornada, auxiliando-o a apontar para a direção certa. Anote em seu diário como ela afeta seus níveis de ansiedade.

ANSIEDADE REPENTINA

Em alguns casos, a ansiedade pode surgir do nada, parecendo não ter causa nem origem. Quando paramos para examinar nossa vida tentando achar a origem disso e não encontramos nada, ficamos aturdidos. Mesmo assim, ela continua. Como enfrentar algo que não conseguimos entender? A boa notícia é que nem toda cura vem através da compreensão. Ao experimentar mudanças em nosso estilo de vida, podemos sentir um alívio significativo em relação a esse tipo de ansiedade. Às vezes, a questão é só empreender uma mudança — qualquer mudança. Assim como a ansiedade "situacional" de que acabamos de falar, a "ansiedade do nada" pode ser relacionada ao ponto em que você está em sua vida e para onde está se encaminhando. Pode resultar de uma escolha de estilo de vida ou relacionamento/amizade cujo impacto você subestimou. Tente alterar algumas coisas na sua vida. Pode parecer simples, mas é surpreendentemente eficaz.

À medida que continua a explorar sua ansiedade utilizando o processo da TCD, passará a conhecê-la melhor. Talvez comece a entender a ansiedade como uma expressão externa de seu mundo interior. Por sua vez, isso pode gerar um nível mais profundo de compreensão sobre quem você realmente é. Pode começar a ver de maneira mais profunda o que via antes, conectando-se com o que está dentro de você, e começar a descobrir o que existe por trás de sua ansiedade.

Às vezes, é mais fácil sentir a ansiedade do que examinar a causa dela. Ela pode resultar de uma raiva reprimida contra um parceiro ou parente, ou uma perda ou arrependimento profundo que você não tratou. Ou quem sabe não é uma sensação de inadequação? Vergonha? Medo do fracasso? Medo da morte? Pode ser que sua ansiedade tenha servido a algum propósito, protegendo-o de algo que agora está pronto para enfrentar. É um trabalho difícil, mas pode provocar mudanças profundas e uma reestruturação da forma como pensa sobre sua vida e sobre si mesmo.

ANSIEDADE DE ACEITAÇÃO

Muitas vezes, a ansiedade surge de um desejo intenso de ser amado, a dúvida constante de ser ou não considerado bom o bastante aos olhos dos outros. Você pode ter uma noção incômoda ou inquietante desse processo, gerando um ciclo em que seu nervosismo cria exatamente o resultado que tenta evitar com tanta ânsia.

A TCD quebra esse ciclo através de duas vias. A primeira é fazendo com que você se acostume com a autoavaliação — deixando de passar essa função para os outros. Significa apenas treinar o músculo que sempre projeta essa avaliação para fora de você a fim de redirecioná-la para dentro. Substituir o medo especulativo do que pode estar passando na cabeça dos outros por uma preocupação de como está tratando a si mesmo. Cultivar um diálogo interior mais afetuoso.

A segunda forma como a TCD quebra o "ciclo de aceitação" é através da prática da atenção plena. À medida que for se aprimorando nesse processo, você desenvolverá uma sensação crescente de calma interior. Sua prática de atenção plena vai ajudá-lo a abandonar o rancor e o pensamento negativo. Como consequência, você ficará menos interessado na opinião que os outros têm a seu respeito. Essa necessidade repetitiva de reafirmação será substituída pela certeza de que, dentro de você, há um eu confiável e benevolente em quem pode acreditar.

ANSIEDADE POR PERFECCIONISMO

Muitos estão sempre buscando se aprimorar e aperfeiçoar o mundo em que vivemos. Esse objetivo compreensível, mas exaustivo, pode ser tanto debilitante como inútil. Embora seja natural nos estruturarmos dentro do mundo com uma meta de atingir a prosperidade, tentar reestruturar o mundo ao nosso redor é provocar o desastre e a ansiedade. Não há quantidade de planejamento, análise, controle ou supervisão capaz de produzir um mundo exatamente como queremos. Pior ainda, quando estamos controlando tudo, perdemos o contato com a vida diante de nós. Acabamos substituindo-a por uma vida planejada para o amanhã, quando seremos uma pessoa diferente.

Tentar nos consertar é sempre partir de um aspecto em nossa vida que acreditamos estar quebrado. Isso é o oposto da autoaceitação, que está no centro da TCD. Quais são suas expectativas em relação a si mesmo? São realistas? Acha que consegue fazer melhor? Você se atormenta? Como aprendeu a fazer isso? A voz que o castiga soa familiar? A TCD o ensina a aceitar e apreciar seu eu imperfeito, dando valor ao que você é, em vez do que não é. Quando deixamos o excesso de empenho de lado, bem como as exigências que impomos a nós mesmos e aos outros, é comum descobrirmos um lugar de serenidade esperando por nós.

A simples verdade é que não podemos consertar completamente nem a nós mesmos nem o mundo em que vivemos. Aceitar essa verdade pode ajudar a aliviar boa parte do estresse e da ansiedade gerados tentando negar isso. Para tanto, pode ser preciso desenvolver um método de atenção plena, encontrando prazer nas pequenas coisas, vivendo de maneira calma e tranquila no mundo que está diante de você, agora. Também pode ser preciso aprender a nos valorizar pelo que somos, aceitando os próprios defeitos. Aprender a amar suas imperfeições e o mundo imperfeito em que você vive é o primeiro passo para estar presente. Permita-se ser apenas você. É muito mais fácil e gratificante do que tentar alimentar uma fantasia.

ANSIEDADE POR CAUSA DA SOLIDÃO

Há uma outra parte da vida muito relacionada à ansiedade e que tendemos a subestimar — a comunidade. Qual é o significado dessa palavra na era das redes sociais, em que temos centenas de amigos no mundo inteiro? No entanto, nem mesmo uma rede como essa é suficiente para proporcionar o contato direto de que você precisa para se sentir relaxado, valorizado e próximo das outras pessoas. Levar a vida no computador pode, de fato, ser um gerador de ansiedade. Seu sistema nervoso sente falta de relacionamentos reais, atividades e metas compartilhadas. Em termos históricos, grupos de amigos sempre participaram de confraternizações para cantar e dançar perto do fogo. Faz tempo que a vida moderna foi privada de rituais como esses. Nossas oportunidades de tempo de qualidade com os outros são prejudicadas pela vida eletrônica cada vez mais prevalente. Pergunte a si mesmo quão próxima sua comunidade é. Se sabe que quer e precisa de mais contato, vá atrás disso. Entre para um coral, uma associação de caridade, uma equipe esportiva ou um curso de aquarela. Qualquer coisa é válida. Experimente até encontrar sua atividade preferida, seu grupo favorito. Outra opção é apenas dizer oi para o vizinho. Divida uma cerveja com ele ou lhe dê um presente.

COMO A TCD FUNCIONA PARA A ANSIEDADE?

A TCD mistura a atenção plena e a terapia pela fala em movimento. Essa combinação poderosa é um meio muito eficaz de entender e tratar a ansiedade. Pesquisas revelam que a prática da atenção plena é uma ferramenta muito eficaz para reduzir a ansiedade.

Pesquisadores da Universidade Johns Hopkins, nos Estados Unidos, examinaram 19 mil estudos de meditação, selecionando 47 ensaios bem projetados que abordavam a ansiedade e o estresse. Essa pesquisa concluiu que a meditação da atenção plena pode reduzir a ansiedade, a depressão e a dor. Combinando a atenção plena com o exercício (como mencionado antes, um estudo holandês de 2006 revelou que aqueles que se exercitavam eram "menos ansiosos, menos deprimidos, menos neuróticos e mais sociáveis"), a TCD usa o corpo como uma ferramenta bastante eficaz para lidar com a ansiedade.

Essa maneira de tratar a ansiedade tem benefícios quádruplos. Em primeiro lugar, aborda a sensação de maneira direta combinando a atenção plena, o movimento e o ar livre, todos métodos comprovados de redução da ansiedade. Em segundo lugar, a TCD o ajuda a explorar sua experiência, proporcionando-lhe uma nova perspectiva sobre sua vida e suas escolhas. Em terceiro lugar, a TCD o ajuda a melhorar sua relação consigo mesmo e com sua vida, permitindo que tenha uma autoaceitação maior. A TCD o auxilia a chegar a um ponto em que descobrirá uma versão mais bondosa e gentil de si mesmo, que permita que você se trate com o mesmo cuidado e consideração que dedica aos outros.

Por fim, uma releitura e sinopse final das notas da sessão ao fim da jornada oferecem uma sensação de conclusão, lembrando-o da distância que percorreu e lhe conferindo uma sensação de confiança de que agora tem as ferramentas e o autoconhecimento para enfrentar sua ansiedade.

QUESTÕES SOBRE ANSIEDADE

As questões a seguir foram elaboradas especialmente para ajudá-lo a explorar e se conscientizar de seu processo, reduzindo assim os sintomas de sua ansiedade. Escolha aquelas que mais façam sentido para você. Deixe sua intuição ajudar nessa escolha. Lembre-se: não existem respostas certas ou erradas. Se tiver outras questões, acrescente-as à lista no espaço oferecido ao fim do capítulo.

De que maneira sua ansiedade afeta sua qualidade de vida?

___

___

___

___

___

___

___

Que palavras você usaria para descrever a ansiedade que sente?

Sua ansiedade faz com que se sinta menos autoconfiante em alguns momentos?

Você tenta evitar ou negar determinados sentimentos ou fatos em sua vida? Acha que isso pode contribuir para sua ansiedade?

Sua ansiedade vem da necessidade de resolver algo importante em sua vida?

Já parou para pensar em como seria sua vida sem a ansiedade excessiva que às vezes sente?

Você exige demais de si mesmo? Acha que isso pode contribuir para seus sentimentos de ansiedade?

Já explorou estratégias diferentes para ajudar a reduzir sua ansiedade?

Se parar para pensar, acha que tem alguma velha opinião negativa sobre si mesmo?

Há uma ou mais de uma pessoa em sua vida com quem possa expressar o que realmente está passando?

Se tivesse que escrever uma carta para si mesmo sobre sua ansiedade, o que escreveria?

Você tem tendência ao pensamento preto no branco — o tipo que o leva a crer que as coisas são de um jeito ou de outro, mas quase nunca um meio-termo?

Conhece alguém que sofre de ansiedade? O que pensa da ansiedade dele?

Existe alguma área na sua vida com a qual se sente insatisfeito?

Acha que, no fundo, quer mesmo mudar sua relação com a ansiedade?

Algumas das expectativas sobre sua vida são irreais?

Você é perfeccionista? Isso às vezes pode causar ansiedade.

Acredita que parte da ansiedade em sua vida é inevitável e natural do ser humano?

Com muita frequência, existe uma relação entre pensar demais e ser ansioso. Você fica remoendo as coisas de modo excessivo?

Se existisse uma coisa, mais do que qualquer outra, que você pudesse fazer para reduzir o excesso de ansiedade, qual ou quais seriam?

SUAS ANOTAÇÕES

SUAS ANOTAÇÕES

Relacionamentos

Existe um tipo de alimento que não é ingerido pela boca...
O corpo e a personalidade humana formam uma taça.
Toda vez que você conhece alguém, algo é vertido dentro dela.
RUMI

O QUE ESTÁ ACONTECENDO?

Por que, mesmo nos considerando capazes de ter um relacionamento bom e verdadeiro, tantas vezes acabamos sendo mal interpretados e ficamos magoados? Como tanta dor e raiva podem penetrar no íntimo de duas pessoas que claramente se amam? Um bom passo para começar é pensar qual o verdadeiro sentido do termo "relacionamento" e o que podemos esperar dele de maneira realista.

A palavra "relacionamento" é utilizada com mais frequência no sentido de uma ligação entre duas pessoas. Claro, existem muitos tipos diferentes de ligações, todas sujeitas ao fluxo e refluxo da vida. Às vezes, elas podem ser fortes e enriquecedoras; outras, fracas e instáveis. Podem realizar nossos sonhos mais absurdos ou provocar confusão e ansiedade. Num momento, podemos sentir um amor enorme, mas, um minuto depois, ser tomados por uma raiva gigantesca. É importante salientar que seria estranho se não houvesse conflito algum em nossos relacionamentos. Se nos lembrarmos de um dos elementos mais importantes de todos os relacionamentos — o caráter completamente único de cada indivíduo —, é fácil entender como ignorar isso pode gerar um terreno fértil para a mágoa. Já se disse que amar alguém de verdade é permitir que ele seja quem é e cresça como precisa crescer, não como nós precisamos que ele cresça.

POR QUE OS RELACIONAMENTOS SÃO DIFÍCEIS?

Relacionamentos são difíceis porque as pessoas são diferentes. Simples assim. Ninguém é obrigado a concordar com ninguém em nada. A vida é assustadora. Por isso, queremos que nosso amor seja inabalável, previsível e fácil. Esperamos que os outros entendam e respondam ao que consideramos nossas necessidades mais básicas e evidentes.

Muitos dos nossos problemas partem da idealização, começando com a expectativa ou esperança de que nosso irmão, parente, chefe ou namorado vá saciar nossas antigas fantasias de sermos realmente vistos e valorizados. Essa é uma causa comum de descontentamento. Afinal, no começo, as pessoas fazem de tudo para agradar, até que, depois, a máscara cai ou a sensação de novidade passa e a pessoa se revela.

A consequência disso é um período de intenso autoexame: vasculhamos inúmeras memórias em busca de pistas sobre como acabamos entrando nessa situação. Na maioria das vezes, é uma empreitada bastante defensiva, o que não aumenta muito as chances de sucesso. Além disso, a maior parte dos problemas em relacionamentos vem de uma sensação de necessidades não saciadas, mas é muito comum deixarmos para expressá-las tarde demais e, quando fazemos isso, não fazemos bem. Tendemos a acreditar que o outro está ignorando de forma deliberada nossos pedidos comunicados com clareza. Então, com o tempo, isso nos leva a pôr a culpa no outro, o que resulta numa situação de conflito que todos conhecemos bem.

No fundo, há uma lista de expectativas e suposições não expressadas — tanto sobre nós mesmos como sobre nossos entes queridos. Em 1923, o filósofo Martin Buber, em seu famoso livro *Eu e tu*, falou da distinção entre um relacionamento "Eu-Isso", no qual o outro é objetificado, e uma relação "Eu-Tu", em que, em vez disso, faz-se um esforço para ver os outros como são de verdade (ao mesmo tempo que se permite que seu verdadeiro eu seja visto). Para ele, isso gerava uma relação mais autêntica e sagrada. Ele estava tentando explicar a importância de não se fazerem suposições preguiçosas sobre os outros e não desconsiderar os esforços deles, alertando-nos que, quando fazemos isso, estamos vivendo a vida pela metade.

COMO A TCD FUNCIONA PARA RELACIONAMENTOS?

A TCD faz com que você olhe para suposições, ideias preconcebidas e expectativas que tem nos relacionamentos e as substitua por algo mais autêntico. Isso é feito através do reconhecimento e da aceitação do seu verdadeiro eu, incluindo as partes mais vulneráveis, amedrontadas e críticas. Isso significa se impedir de cair numa dessas armadilhas. Com o tempo, passa a ser natural — coisas como fazer e manter contato visual, ser mais sincero sobre quem você é, fazer perguntas em vez de suposições e reconhecer o direito do outro de ser falho. Significa dar valor à vulnerabilidade e ser aberto, disponível e generoso.

Aceitar as falhas dos outros começa com aceitar as suas próprias — relacionar-se bem com os outros começa com relacionar-se bem consigo mesmo. A TCD o ajuda a honrar sua própria individualidade, valorizar-se como você é, aceitando os próprios defeitos. É possível que você tenha expectativas irreais em relação a si mesmo sendo que, na verdade, assim como todo mundo, você é um organismo complexo e falho atravessando o espaço sideral numa esfera gigante. Pare um momento para refletir: em que grau você realmente aceita suas falhas e as dos outros? Acredita que é tão digno de amor quanto as outras pessoas? É tão amável quanto elas? Se não, por quê? Seus crimes são tão terríveis assim? Esse é um ótimo assunto com o qual correr.

A TCD não afirma ter uma solução simples e universal para os problemas de relacionamento, mas oferece um processo claro para explorar sua situação — incluindo padrões de comportamento e seus propulsores — por meio de uma lista de perguntas com as quais correr. Com o tempo, à medida que se move e contempla o que elas significam para você e os sentimentos que produzem, você achará mais fácil reconhecer a verdade emocional de sua história e entrar em contato com ela.

RELACIONAMENTO CENTRADO NA PESSOA

Outro aspecto da TCD que ajuda muito nos relacionamentos é o elemento centrado na pessoa — a prática de se relacionar consigo mesmo de maneira gentil e amorosa. O relacionamento centrado na pessoa abrange três elementos: olhar positivo incondicional, empatia e congruência. Todos têm algo importante para lhe oferecer em sua jornada para relacionamentos melhores. Enquanto lê as descrições abaixo, pergunte-se com que frequência você os ofereceu a si mesmo e aos outros.

1. OLHAR POSITIVO INCONDICIONAL

O olhar positivo incondicional parece algo complexo e intenso — mas, na verdade, significa apenas olhar para si mesmo e para os outros de maneira positiva, calorosa e acolhedora. Essa maneira simples de agir nos ajuda a estar num lugar aberto e receptivo, em que podemos compartilhar cada momento de modo que ele possa se deslindar de forma natural, em vez de ser carregado de julgamentos prévios. Pense por um momento em como trata a si mesmo e aos outros. Você é rápido em julgar os outros? Costuma desprezar ou condenar as partes que não gosta em si mesmo ou nas outras pessoas? Pergunte-se se consegue ser mais aberto e tolerante, reconhecendo que todos, incluindo você, têm o direito de ter sua própria opinião e seu próprio trajeto.

Para alguns, pode ser difícil olhar com carinho para si mesmo e para os outros. Muitos sabem que temos partes adoráveis, mas pouquíssimos consideram que mesmo nossas partes feias também são dignas de amor. Muitas vezes, essas partes são mantidas longe, com sede de cuidado e afeto. São elas as partes mais necessitadas. Se perguntar a alguém que não tem amor-próprio qual é o sentido de se amar, talvez ele não tenha ideia de como isso é feito. A verdade é que isso se faz simplesmente tratando as partes de você de que menos gosta com mais paciência, cuidado e compaixão. Muitas vezes, basta reconhecer a existência delas. Ao aceitar todo o seu eu dessa forma, fica mais fácil aceitar os outros.

[...] o paradoxo curioso é que só consigo mudar quando me aceito como sou.

CARL ROGERS

2. *EMPATIA*

A empatia é a prática de tentar entender as coisas a partir do quadro de referência do outro. Carl Rogers, o psicólogo americano que começou a desenvolver a terapia centrada na pessoa, afirmou: "Você deixa de lado suas próprias visões e valores para entrar no mundo do outro sem preconceito". Aprender a fazer isso pode ser o maior fator num relacionamento saudável consigo mesmo e com os outros. Relacionar-se de maneira empática significa reservar um tempo para descobrir o que está acontecendo de fato em você e nos outros, e evitar fazer suposições, conjeturas ou julgamentos superficiais.

Por exemplo, em vez de se culpar por ser carente, você pode reconhecer o fato de que, quando era criança, nunca sabia quando veria sua mãe de novo, e que isso o deixava dependente e ansioso, sempre de olho na porta para quando ela chegasse. De repente, isso passa a ser menos sobre sua carência de recursos ou seu fracasso e mais sobre como reagiu de maneira compreensível a circunstâncias difíceis na infância. Com uma compreensão melhor como essa, vêm maior tolerância e compaixão consigo e com os outros. Ao se colocar em contato com partes de você ou dos outros que foram negligenciadas, muitas vezes se encontra uma sensação maior de paz e completude.

3. *CONGRUÊNCIA*

A congruência é definida no dicionário como "acordo ou harmonia; compatibilidade". Encontrar sua própria harmonia significa deixar de se esforçar para ser alguém que você não é e, em vez disso, aceitar seu verdadeiro eu. Estamos falando sobre autenticidade. Parece fácil, não é? Na verdade, também nesse caso, é só uma questão de prática. A TCD o ajuda a prestar atenção nos momentos em que se repreende por não ser o bastante ou por ser demais e o auxilia a simplesmente SER.

Para isso, basta manter a atenção plena no que está sentindo e reconhecer aquilo que encontra. Esforçar-se para chegar a outro lugar ou ser outra pessoa quase sempre cria níveis enormes de frustração, raiva, decepção e dor. A harmonia é encontrada alinhando-nos com quem somos e fazendo o mesmo pelos outros. Os exercícios de atenção plena são excelentes para reduzir o estresse e encontrar um sentimento de aceitação com o mundo e as pessoas diante de nós.

VER COM MAIS CLAREZA

A TCD o ajuda a desenvolver a autoaceitação, a calma e a sabedoria, e, por isso, é uma forma ideal de tratar problemas que você possa estar tendo em seus relacionamentos. À medida que cada uma dessas qualidades se fortalece em seu íntimo, você sentirá um resultado imediato na forma como se relaciona com os outros e consigo mesmo. À medida que consegue criar uma clareza maior sobre quem você é, será mais capaz de entender o comportamento e as motivações do outro.

Mas não é fácil atingir a autoaceitação — ela não chega por encomenda numa manhã ensolarada de domingo. A boa notícia é que é mais do que possível se aperfeiçoar nela — basta um pouco de compromisso e disciplina. Não estamos falando aqui de escalar o Everest. Apenas algumas semanas ou um mês podem fazer uma diferença considerável. A TCD oferece três maneiras de ajudá-lo a ganhar uma autoaceitação maior — através do processo de corrida, de uma melhora em como se relaciona consigo mesmo e da atenção plena. Você pode pensar nisso como seus aspectos de fazer/sentir/ser.

A TCD pode ajudar a reduzir as discussões com seu namorado e a tensão que surge durante e depois delas? Ou pode tornar discussões sobre dinheiro, sexo ou tarefas domésticas menos carregadas? Pode ajudar a aturar as diferenças entre você e um irmão ou seu chefe no trabalho? A resposta é sim, mas isso exige um pouco de prática.

Um dos segredos para lidar com relações difíceis, assim como com a maioria dos problemas, é se conscientizar do problema. Por meio do processo de correr com as questões a seguir, você terá a chance de reavaliar as relações em sua vida, aprendendo quais padrões de relacionamento você segue. Com isso, pode passar a ter uma visão nova e um recomeço.

Então, dê um passo para dentro de quem você é e como enfrenta as dificuldades, a influência de sua criação, seus relacionamentos anteriores e seu papel neles. Tente ser realmente honesto consigo mesmo nesse processo — lembre-se: não há problema em ser falho. Você pode ter tendência a culpar os outros ("Ela adora discutir") ou usar circunstâncias como desculpa ("Estou ocupado demais para vê-lo, algum dia vou dar um jeito"). Todo mundo faz algo desse tipo, mas pouca gente admite. Fique pronto e disposto na privacidade de sua prática da TCD para ser direto consigo mesmo. Correr com a TCD ajudará a verdade a vir à tona, mas cabe a você admiti-la. Experimente esses três exercícios e encontre o que funcionar para você e sua relação.

EXERCÍCIO 1: EXPLORAR tem a intenção de ajudá-lo a descobrir as causas e padrões de seu comportamento particular em relacionamentos. Leve o tempo que precisar para encontrar seu caminho em torno das questões listadas, correndo com aquela que pareça adequada para você, seja ela qual for.

EXERCÍCIO 2: CORRER PARA DENTRO DE VOCÊ inclui questões por meio das quais você pode examinar e reconhecer a qualidade de sua relação consigo mesmo. Pode ser muito poderoso.

EXERCÍCIO 3: APROFUNDAR-SE é um jeito seguro de discutir e investigar o que está acontecendo entre você e a pessoa com quem está tendo dificuldades, seja ela quem for. O exercício funciona igualmente bem qualquer que seja o tipo de relação que vocês tenham.

EXERCÍCIO 1: EXPLORAR

Correr com as questões a seguir vai ajudá-lo a avaliar seu próprio estilo de relacionamento. Algumas são mais pertinentes a relacionamentos românticos, outras a relacionamentos platônicos ou familiares. Corra com aquelas que pareçam apropriadas à sua situação.

QUESTÕES SOBRE RELACIONAMENTOS (I)

Que tipo de relacionamento você tem/tinha com seus pais? Ele influencia sua relação?

Você considera a relação que tem consigo mesmo importante? Se sim, consegue descrevê-la?

Você tem um papel que costuma representar em relacionamentos? Por exemplo, ser uma "rocha", um "rebelde", ou é aquele que sempre busca agradar o outro?

Que tipo de coisas você espera de uma relação? Algumas delas são irreais?

Como acha que as pessoas o veem numa relação? Ao se fazer essa per gunta, nota um diálogo interno agressivo? Se sim, consegue reconhecer isso e tentar investigar com mais compreensão e compaixão?

Você sofre para terminar relacionamentos mesmo quando sabe que é chegada a hora? Acha difícil confiar nas pessoas? Se sim, é sincero com os outros em relação a isso? É responsabilidade sua ou dos outros resolver seus problemas de confiança?

Você acha fácil se abrir para as pessoas de quem é próximo ou esconde seus verdadeiros sentimentos? Como gostaria de ser e como seria essa pessoa?

Você costuma se sentir decepcionado com as pessoas? Se sim, o que acha que está por trás disso? Acha que isso pode ser decorrência de uma antiga necessidade não saciada?

Existe algum padrão na duração de seus relacionamentos? Se sim, o que pensa disso?

Você diria que é um tanto crítico em relação às pessoas, incluindo você mesmo? Acha que tem ideias preconcebidas sobre vários tipos de pessoas e que seria melhor deixar de ter essas ideias? Se fizesse isso, como seria? Como poderia melhorar todas as suas relações, incluindo a que tem consigo mesmo?

Existe um determinado tipo de pessoa pelo qual você se sente atraído? Se sim, quais são as características em comum dessas pessoas? O que elas lhe oferecem?

Você tem medo de que as pessoas não vão gostar de você? Se sim, como isso afeta seu comportamento?

Você é especialmente sensível a críticas? Consegue confessar isso ou falar sobre esse problema com seu parceiro?

Existe raiva ou tristeza em seu íntimo sobre as quais você não é sincero?

Existe algo que você ache especialmente difícil de tolerar nos outros? Se sim, qual você acha que é o motivo, e há algo parecido em você?

O que você faz quando está chateado com alguém? Acha difícil confrontar essa pessoa? Por exemplo, você ignora a pessoa? Finge que está tudo bem, mas deixa sua decepção clara de outras formas?

Você é sincero sobre sua própria bagagem? Qual é sua bagagem e qual é a do outro?

O que seria preciso para criar coragem e se abrir? Como seria se isso acontecesse?

Você é compreensivo com seus próprios defeitos? Se não, o que atrapalha sua autoaceitação?

SUAS ANOTAÇÕES

SUAS ANOTAÇÕES

EXERCÍCIO 2: CORRER PARA DENTRO DE VOCÊ

Correr com as questões a seguir vai ajudá-lo a explorar e se familiarizar com o que acontece dentro de você num nível mais profundo. O exercício "Correr para dentro de você" traz clareza e um sentimento de melhor conexão consigo mesmo. Algumas das questões exigem um alto nível de sinceridade, mas procure não fugir de verdades constrangedoras — faça com elas como fez com as outras sensações desagradáveis que discutimos neste livro: reconheça, aceite, siga em frente. De todos os exercícios da TCD, este talvez seja o que tem maior potencial de produzir a autoaceitação. Lembre-se: surja o que surgir, apenas corra com isso, depois deixe ir embora.

QUESTÕES SOBRE RELACIONAMENTOS (2)

Até que ponto você aceita quem você é?

O que acha mais difícil de aceitar em si mesmo e por quê?

Você aceita melhor os outros? Por qual motivo?

O que você tem mais dificuldade de aceitar nos outros?

Você diria que é uma pessoa melhor, igual ou pior do que a maioria?

Existe algum aspecto da sua personalidade do qual tem vergonha? Se sim, qual é o maior segredo em sua personalidade que tenta esconder dos outros?

O medo representa um grande papel em sua vida? Se sim, em quais áreas?

Em que momentos você demonstra mais coragem?

Do que você mais sente falta nos outros?

Você já falou aos outros qual é sua maior necessidade? Se não, por que acha que isso não aconteceu?

O que você gostaria que houvesse mais em sua vida?

Você é compreensivo consigo mesmo? Se não, por qual motivo?

Dá valor à gentileza? Pratica-a consigo mesmo? Se não, por qual motivo?

Você tem expectativas exigentes e irreais sobre si mesmo? Se sim, consegue aprender a admitir esse fato para que consiga relaxar um pouco?

Como criou essas expectativas? Como seus pais e/ou sua infância as influenciaram? Qual é a expectativa mais exigente que tem de si mesmo?

É realista imaginar que você consegue reduzir essas expectativas e, em vez disso, aceitar quem você é?

Como se sente em relação ao seu nível de autoconfiança? Como o classificaria ao longo dos anos? Houve alguma coisa que mais o impactou?

Você tem sensações de inadequação em certos aspectos da vida? Se sim, o que faz com elas?

Quando criança, o que você aprendeu ou o que lhe falaram sobre como deveria se relacionar consigo mesmo? Você foi acusado de se exibir demais ou de ser um sabichão?

Seu relacionamento consigo mesmo lembra o de um de seus pais? Você consegue aceitar e abandonar parte da influência que eles tiveram sobre você?

SUAS ANOTAÇÕES

SUAS ANOTAÇÕES

EXERCÍCIO 3: APROFUNDAR-SE

Este exercício é elaborado especialmente para ajudá-lo a explorar sua situação de relacionamento específica — aprofundar-se no que está acontecendo de fato. Cuidado: ele pode ser muito poderoso e revelador. A combinação do processo com a corrida pode ser muito esclarecedora e libertadora.

PARA O PARCEIRO QUE COMPARTILHA

1. O exercício de aterramento (ver página 24) é um bom jeito de se acalmar antes de iniciar uma conversa que pode ser difícil. Ao terminarem, corram se tiverem vontade ou façam o exercício sentados.

2. Declare seu desejo de explorar esse assunto em particular, perguntando a seu parceiro se esse é um bom momento. Use uma linguagem que não seja acusatória.

3. Depois que seu parceiro tiver confirmado que está disposto a ouvir, comece a compartilhar o que sente.

4. Mais importante: quando começar a discutir a questão, tome posse das sensações que surgirem. Por exemplo, diga: "Quando você se atrasa, eu sinto como se..." em vez de "Quando você se atrasa, me faz sentir que...".

5. Enquanto você descreve sua sensação, seu parceiro deve apenas ouvir. A ideia é que você tenha a chance de realmente descrever o que está acontecendo com você com a certeza de que não será interrompido e de que seu parceiro está ouvindo de fato.

6. Seu parceiro pode estimulá-lo depois de alguns silêncios, perguntando se há mais alguma coisa. Isso serve para manter o processo em andamento. Caso se sinta à vontade, permita-se ir mais fundo.

7. Seja paciente consigo mesmo enquanto compartilha, leve o tempo que precisar e diminua suas expectativas, se necessário. Não há jeito certo ou errado de fazer isso.

8. Não há problema em se emocionar. É o seu momento, aproveite-o ao máximo, seja sincero e vulnerável. *Observação:* Algumas demonstrações de emoção podem ser demais para os outros e fazer a sessão chegar ao fim, então considere o impacto de suas ações.

9. Dê espaço para o silêncio durante esse processo. O silêncio também é uma forma de expressão.

10. Quando tiver dito tudo que quer, agradeça ao seu parceiro por ouvir.

Você pode sentir o que Brené Brown chama de "ressaca de vulnerabilidade" — uma sensação de estar altamente exposto e de que você falou demais. Permita que isso aconteça, é bastante natural. Vai passar.

PARA O PARCEIRO QUE ESCUTA

1. O exercício de aterramento (ver página 24) é um bom jeito de se acalmar antes de iniciar uma conversa que pode ser difícil.

2. Quando seu parceiro declarar o desejo de explorar esse assunto em particular, confirme que está disposto a ouvir.

3. Importante: sua função é ouvir. Não interrompa, não dê ideias, opiniões, não fale sobre sua própria experiência nem nada que quebre o fluxo do outro ou tire o foco da experiência DELE.

4. Ouça com atenção, tentando escutar de verdade o que seu parceiro está dizendo; observe as pausas, a escolha de palavras, o tom, a linguagem corporal...

5. Você ficará surpreso com o quanto ele tem a dizer e o que descobrirá sobre ele durante esse processo.

6. Se você escutar algo que o magoe ou de que discorde, deixe passar. É a vez do seu parceiro de falar. Aprender a reconhecer e validar as experiências do outro mesmo quando elas não se encaixam na nossa versão é fundamental para uma relação saudável. Se ele ficar muito emotivo, tente se manter firme. Você está lá mais para ouvir, não para reagir ou corrigir o problema.

7. Aceite períodos de silêncio... eles também têm uma importância especial. Deixe que o processo e o lugar apoiem vocês. Aprecie ficar sentado, caminhar ou correr em silêncio. Tente deixar as coisas de lado e apenas estar presente no que está acontecendo.

8. Se e quando for apropriado, pergunte ao seu parceiro se ele tem mais a dizer sobre o tema. Chamado de "escada", esse processo os estimula a se aprofundar em suas experiências, talvez em lugares muito pessoais e históricos.

9. Quando seu parceiro disser que terminou de compartilhar, evite entrar em ponto morto. Permita-se absorver e refletir sobre o que você ouviu. Lembre-se: este ainda é o momento de seu parceiro, não estrague isso se apropriando dele.

10. É sempre bom agradecer ao seu parceiro por ter tido a coragem de compartilhar.

Seja paciente, justo e gentil com o outro durante esse processo. Siga esse formato, ele funciona. Nem sempre será tranquilo, mas a prática tem muito a ensinar. Dê-se um tempo para refletir sobre o que você disse ou ouviu. Acima de tudo, não se apresse em responder. Se, em vez disso, você simplesmente reagir, está perdendo a oportunidade oferecida e desperdiçando seu tempo. Paciência e humildade devem ser suas palavras de ordem — é uma questão de aprendizado, não de persuasão.

SUAS ANOTAÇÕES

SUAS ANOTAÇÕES

Raiva

Você não será punido por sua raiva; sua raiva será a punição.
BUDA

Raiva: cinco letras que, juntas, formam uma palavra com o poder de envenenar a vida. É o mais nocivo dos sentimentos, penetrando de forma gradual e sutil em todos os cantos da sua existência: o parceiro que não demonstra afeto, o amigo difícil que nunca admite nada, o filho que nunca pede desculpas. Cada um tem sua maneira de lidar com a raiva: há aqueles que gritam e os que guardam, aqueles que culpam e os que odeiam, aqueles que exigem tudo e os que não dão a mínima.

Claro, todos ficamos com raiva de tempos em tempos, e com razão. A vida é difícil — ao longo dos anos, todo tipo de problema nos atinge, vindo de lugares improváveis. Doença, traição, desfalque — tudo pode acontecer e trazer à tona o pior de você, fazendo-o se comportar de maneira que nunca achou que se comportaria. Decepção e discordância não faltam no mundo, e, quando você pensa que encontrou um pouco de paz, os vizinhos começam uma reforma na casa deles.

A raiva vem em diversos formatos e tamanhos. Pode ser apropriada e libertadora. Às vezes, tem muito a ensinar, dizendo-nos que estamos passando por uma grande transição em nossa vida, talvez nos induzindo à mudança. Mas também pode nos pegar de surpresa, fazendo com que nos sintamos sem controle nenhum. Descobrir o que está por trás do tipo específico de raiva que você sente é o primeiro passo para acertar as contas com ela.

Então, como saber quando a raiva que sente é um problema? Na verdade, é simples. Você *sente* que ela é um problema? Com o tempo, a maioria das pessoas se dá conta do grau em que sua raiva é um problema — seja por causa da discórdia que ela cria ou pela intervenção de um ente querido. A raiva pode destruir sua saúde, seu negócio e todas as relações em sua vida. Se você sente que ela pode ser um problema para você, faça o exercício deste capítulo. As questões vão ajudá-lo a se conhecer melhor e encontrar uma maneira de lidar com ela. Se não tratada, a raiva pode provocar grande variedade de problemas a longo prazo, como depressão, ansiedade, automutilação, vícios e problemas de relacionamento.

GATILHOS COMUNS PARA A RAIVA

VULNERABILIDADE

É muito comum preferir a raiva a se expor à vulnerabilidade que acompanha a sinceridade. Pode ser difícil ser vulnerável; expressar nossos medos e fraquezas aos outros é arriscado e doloroso. Muitos aprendem esse comportamento na infância e o repetem na vida adulta, na esperança de que alguém enxergue a verdade e os ajude a se comunicar da maneira como sempre quiseram. Não cometa o erro de acreditar que seu parceiro, amigo ou chefe entende as nuanças sutis do seu comportamento. Muitas vezes, é melhor ser claro e direto. Não é fácil, mas, com um pouco de prática, também não é difícil aprender a se comunicar melhor.

ESTRESSE

Às vezes, quando sentimos que a vida é estressante, buscamos exercer mais controle sobre ela, acabando por criar mais estresse e raiva para nós mesmos e nossos entes queridos, em vez de menos. Por exemplo, podemos começar a microgerenciar aqueles que trabalham para nós ou nos tornar muito críticos com nossos parceiros e os que mais se importam conosco. Para aprender a abrir mão do controle, é preciso abandonar as fantasias de que podemos dominar o mundo e torná-lo seguro. Pergunte-se por que precisa estar tão seguro, qual é seu medo de viver num mundo mais espontâneo e desordenado. A vida muda de uma hora para outra — tente escolher suas batalhas e relaxar quando possível. Falar é fácil, mas, também nesse caso, é totalmente possível com a prática e o comprometimento.

NECESSIDADES NÃO SACIADAS

Essas necessidades podem incluir cuidado, atenção, respeito, segurança, liberdade e muitas outras. Considere se sua vida parece estável, produtiva e gratificante. Sua raiva pode ser uma reação adequada a um momento da vida que exige mudança. Observe como e quando você sente raiva e se pergunte o que acha que ela está comunicando, depois se interrogue se existe alguma questão na sua vida que precise ser resolvida.

TRAUMA PASSADO

Se uma ferida dentro de você parece ser o denominador comum de sua raiva, tente conhecê-la melhor. Tente olhar para ela com paciência e compreensão. Muitas vezes, existe uma criança raivosa dentro de nós, jogando os brinquedos para fora do carrinho sempre que alguém bota o dedo numa ferida antiga. Qualquer que seja a origem, demonstre carinho e consideração por ela. Por fim, encontre um pouco de compaixão para o eu ferido dentro de você — quando conseguir isso, você será capaz de fazer o mesmo pelos outros. Ser tolerante com sua própria dor facilita ser tolerante com a dor que os outros provocam em você. Lembre-se: a vida é dolorosa, então é melhor desenvolver uma maneira produtiva de lidar com esse agravamento.

VÍCIO

Pode ser que você precise olhar com atenção para seu estilo de vida. A maioria de nós tem algum tipo de vício. O seu está provocando sofrimento a você ou a seus entes queridos? Se a resposta for sim e, em algum grau, você souber disso, a raiva é uma resposta comum — sobretudo se os outros lhe exigem mudanças que você esteja relutante a fazer. O vício pode adotar muitos disfarces, incluindo compras on-line, redes sociais e pornografia, bem como vícios mais tradicionais, por exemplo, abuso de substâncias e tabagismo.

DECEPÇÃO

Talvez alguém próximo o traia, talvez seu café demore para chegar. Pequenas ou grandes, as decepções na vida são inevitáveis. Por esse motivo, vale a pena examinar sua relação com a decepção em geral. Se, toda vez que você sentir decepção, ela lhe provocar uma enorme raiva, pode ser que precise olhar para si mesmo com mais atenção. Com a prática, pode aprender a distinguir o tipo de decepções cotidianas inevitáveis, como trens atrasados ou maus serviços prestados, do tipo que é mais raro e mais difícil de enfrentar, como infidelidade e luto.

PROBLEMAS DE SAÚDE

Os problemas de saúde podem drenar sua energia e capacidade de se focar, e também causam estresse e raiva. Você está se cuidando? A raiva encoberta é muitas vezes sentida como ansiedade. Você se sente ansioso? Ou talvez se sinta deprimido — o que também é chamado de "raiva congelada". Pode ser que precise buscar ajuda. Você se permite procurar algum auxílio?

A raiva pode ser tratada. Existe uma maneira de ficar mais calmo e em paz com o mundo. Comece desenvolvendo ferramentas e atividades para se manter relaxado — afaste-se dos seus gatilhos, exercite-se, pratique ioga ou meditação; faça o que for preciso para chegar a um lugar mais calmo em que possa se trabalhar um pouco. A TCD propicia um meio de queimar parte dessa raiva e olhar para a origem dela. Ao criar uma relação mais próxima com você mesmo, a TCD o ajuda a aceitar coisas que antes podiam parecer inaceitáveis — sejam elas partes de você ou do outro.

ATENÇÃO PLENA PARA A RAIVA

O reconhecimento é a base da paz que está no centro da vida com atenção plena. Isso significa reconhecer o que está acontecendo neste momento atual, aqui e agora. Se sua raiva tiver alguma relação com o passado, reconheça isso e deixe que ela passe, não tente lutar contra ela — isso só a mantém viva. Sua raiva pode lhe dizer algo sobre seu grau de compreensão e autoaceitação. Aprenda com ela. Toda vez que ela vier, será uma oportunidade de praticar a atenção plena. Observe como e onde dói.

Mesmo se sua raiva parecer relativa ao que está acontecendo hoje, você deve reconhecê-la e depois deixar para trás. É difícil fazer isso, mas, com a prática, vai se tornando mais fácil. É só mais uma emoção, um pensamento; vem e vai. Observe as idas e vindas de suas emoções sem julgar — com o tempo, você se acostumará com a sensação de perspectiva ganha com isso. Dessa forma, aprenderá a reconhecer sua raiva sem a necessidade de botá-la para fora.

ATÉ QUE GRAU A RAIVA É ACEITÁVEL?

Essa é uma pergunta que só você e as pessoas em sua vida podem responder. Uma vida bem vivida é aquela que permite e acolhe uma gama de emoções — alegria, desespero, raiva, praticamente tudo. Se você se sente confortável com sua raiva, mas seu parceiro não, você pode lhe explicar seu raciocínio por trás da forma como expressa suas emoções. Pode ser uma oportunidade de se aproximar do outro ou até libertar alguns dos sentimentos dele.

No fim das contas, se seus amigos, colegas, parentes ou parceiro acham sua raiva excessiva, você tem duas alternativas: continuar como é ou encontrar um jeito de fazer algumas mudanças. A TCD oferece uma maneira de entrar em contato com sua raiva, para que possa conhecê-la melhor e botá-la para fora. Pode até ajudá-lo a transformar a raiva numa característica positiva de sua vida — uma fonte útil de consciência, compaixão e energia. Correr com sua raiva permite que você a queime e a conheça melhor. Quando examinar as questões a seguir, observe como sua velocidade muda — pergunte-se qual é o sentido disso para você. Com meus clientes, notei que, quando ela surge durante a corrida, o ritmo deles cresce de repente, alcançando altas velocidades. Fique atento às sensações de liberdade e entrega — elas são importantes e precisam ser notadas completamente para que você reconheça seu poder de intervir e tratar sua raiva.

Pesquisas recentes confirmam a relação entre exercício e redução da raiva. Nathaniel Thom, um fisiologista do estresse, diz que "o exercício, mesmo que uma única sessão, pode ter um forte efeito profilático" contra o acúmulo da raiva. Thom acrescenta: "Se você sabe que vai se deparar com uma situação que pode deixá-lo nervoso, saia para correr antes". Além dos efeitos calmantes da própria corrida, a TCD oferece técnicas de aterramento que vão ajudá-lo a tornar suas reações mais construtivas, capacitando-o a assumir o controle do seu comportamento e expressar sua raiva de uma forma mais adequada.

Ao fim de cada sessão de TCD, tome nota da sua experiência. Você pode usar esse momento para manter um diário de sua raiva, incluindo seus gatilhos, circunstâncias, horários e severidade. Isso o auxilia a conhecer melhor seu tipo de raiva. O conhecimento ajuda a realizar a mudança. Quando conseguir ver o que acontece dentro de você, ficará em melhor posição para adaptar seus comportamentos e circunstâncias.

O QUE ESPERAR?

Correr com a raiva é um dos exercícios mais potentes de TCD que você pode fazer. Ele pode levar a lugares e resultados inesperados. Se estiver correndo com um parceiro, é importante que ele entenda que você quer a liberdade de se expressar da forma como a corrida provoque. Certifique-se de que ele aceite isso antes de começar a correr, para não se pegar contendo sua experiência por causa do outro. Pode ser útil falar ao seu parceiro se acha que a corrida do dia será cheia de emoções. Basta avisar para que ele possa se sentir mais preparado.

Para alguns, correr com a raiva implica levantar a voz, para outros, xingar e gritar, alguns choram de soluçar e outros ficam em silêncio enquanto examinam profundidades ocultas dentro de si. Também pode implicar velocidades e distâncias variáveis conforme a raiva o impulsiona à frente num momento e o derruba no momento seguinte. Qualquer que seja sua experiência, siga com coragem. É um trajeto incerto e, embora possa levá-lo a lugares incômodos, pode ser uma experiência transformadora.

Lembre-se: você está no controle em todos os momentos, então pare se sentir que for demais. Ou mergulhe de cabeça. Seja como for, faça com que a observação da interação entre corpo e sentimentos se torne parte da sua prática. Observe como sua raiva determina seu cansaço e sua velocidade. Dessa forma, use seu corpo para aprender sobre sua raiva. Não há jeito "certo" de fazer isso. Haverá dias bons e ruins, mas isso exige um nível de comprometimento.

Brené Brown cita um ditado da tribo asaro, de Papua-Nova Guiné: "O conhecimento é só um boato até habitar no músculo". Correr para dentro de sua raiva ajudará a esclarecer o que está por trás dela, mas você precisa avançar alguns quilômetros. Talvez descubra que, por trás da sua raiva, existe uma grande tristeza. Isso pode levar a uma enxurrada de lágrimas imprevistas. A TCD arranca a verdade da sua alma. Deixe as lágrimas rolarem, pode ser o momento delas. Sinta-se livre para chorar e continue chorando até perceber que não quer mais chorar. Confie no processo e na sua capacidade de se orientar por ele.

COMO A TCD FUNCIONA PARA A RAIVA?

A estratégia da TCD para a raiva tem quatro vias:

1. Ela o imerge na atenção plena, no movimento e no ar livre. Está comprovado que esses elementos reduzem o estresse e a raiva.
2. Explora sua sensação de raiva, ajudando-o a identificar os gatilhos e agravadores.
3. Aprimora sua relação consigo mesmo, aumentando a consciência dos seus hábitos e melhorando o tom de seu diálogo interno, o que gera uma relação mais próxima consigo mesmo e uma autoaceitação maior.
4. Proporciona uma sensação de finalização — reconhecendo o trabalho duro e a coragem que você dedicou à jornada. Ela faz isso pedindo que você reveja as anotações de todas as suas sessões e escreva uma sinopse do trajeto em que está, voltando em sua vida até onde achar conveniente. Esse processo o ajuda a encontrar paz com o que passou, reconhecer onde está e decidir como quer que seu futuro seja.

QUESTÕES SOBRE A RAIVA

As questões a seguir foram elaboradas especialmente para ajudá-lo a explorar seu processo, se conscientizar e reduzir os sintomas de sua raiva. Escolha aquelas que mais façam sentido para você. Deixe sua intuição ajudar nessa escolha. Lembre-se: não existem respostas certas ou erradas. Se tiver outras questões, pode trabalhar com elas. Acrescente-as à lista no espaço oferecido ao final do capítulo. Comece com o processo de aterramento de quatro passos detalhado nas páginas 24 a 27 e, em seguida, prossiga com a questão escolhida em sua caminhada ou corrida.

Se alguma destas questões provocar sentimentos de raiva ou inadequação, ou parecer crítica, trabalhe com isso, mas vá devagar. Essa é uma oportunidade para que você se aproxime de algumas verdades dolorosas a respeito das suas necessidades e do seu comportamento. Não tenha pressa, seja gentil consigo mesmo. Pratique a vulnerabilidade com você como um passo para praticá-la com os outros. Comece admitindo o que pode ser difícil de aceitar. Seja compreensivo — essa é a melhor maneira de tratar a raiva. Aceite suas imperfeições, não brigue com elas.

Na sua infância ou na sua vida atual, existia ou existe uma necessidade essencial não saciada? Se sim, você consegue identificá-la? Já comunicou essa necessidade aos seus amigos, parentes e/ou parceiro de maneira proveitosa?

Já sofreu por alguém ter tirado vantagem de você ou passou por uma injustiça que não conseguiu superar? Está guardando essa dor? Se sim, o que ganha com isso?

Você sente que sua raiva é um problema? Se sim, é difícil admitir isso?

Quais são os principais gatilhos da sua raiva? Talvez existam questões na sua vida em relação a dinheiro, trabalho, vida social ou familiar, ou tempo. Faça uma lista.

Você entra num ciclo de raiva seguido por pedidos de desculpa?

Onde, em seu corpo, você mais sente a raiva? Ela percorre seu corpo? Se sim, faça um desenho com setas mostrando o trajeto e use cores que simbolizem o grau da raiva. Se ela tivesse uma forma ou personalidade, como seria?

Você teve pais controladores, críticos ou irritados? Se sim, como isso o afetou?

Você sofreu um trauma na infância como luto, divórcio, violência ou abuso? Se sim, acha que entende o impacto que isso teve em você?

Você se sente encurralado? Se sim, de que forma? Ajudaria reconhecer isso?

Você se sente impotente? Se sim, de que forma? Ajudaria reconhecer isso?

Você sente que não é notado ou valorizado? Se sim, de que forma?

Você admite sua raiva ou põe a culpa dela nos outros? Tente trocar o "Você faz com que eu me sinta..." pelo "Eu me sinto...", tomando posse dos seus sentimentos.

Você se sente ouvido? Respeitado? Entendido? O que pode fazer para melhorar isso?

Conversa sobre sua raiva com seu parceiro e/ou sua família, ou guarda a maior parte dela para você? Sente que poderia conversar sobre ela com as pessoas? Se não, por quê?

Já pediu ajuda ou sugestões a seus amigos e parentes para lidar com sua raiva?

Você se pega num ciclo de agressão e retração, de morder e assoprar?

Como os outros reagem à sua raiva? É sua intenção que eles reajam assim?

Consegue aceitar que sentir raiva é uma escolha pessoal e, portanto, opcional? Consegue assumir total responsabilidade por reagir com raiva?

Consegue pensar em quais reações alternativas aos gatilhos de raiva poderiam funcionar para você?

Consegue distinguir a raiva construtiva/apropriada da inapropriada?

SUAS ANOTAÇÕES

SUAS ANOTAÇÕES

Tomada de decisões

Todos fazemos escolhas, mas, no fim,
são nossas escolhas que nos fazem.
KEN LEVINE

Em termos muito simples, uma decisão é quando fazemos uma escolha entre dois ou mais caminhos possíveis. Até aí, todo mundo já sabe, mas o que pode ser mais difícil de entender são as forças em jogo quando o processo se complica e se prolonga. No cotidiano, estamos o tempo todo tomando decisões sem pensar muito nelas; se vamos repetir o pudim, se assistimos à novela deste ou daquele canal, se vamos a pé ou de ônibus. As decisões tendem a se basear em nossa intuição (um "pressentimento" inerente sobre algo sem uma lógica clara) ou nossa razão (mais baseada em fatos e menos movida por sentimentos) ou, às vezes, é uma mistura das duas.

Este capítulo abordará as questões que surgem sobre dois dos aspectos mais comuns da tomada de decisão:

- Quando a menor das decisões se torna difícil e estressante.
- Quando você está enfrentando uma grande decisão que pode ter consequências importantes e não sabe qual caminho seguir.

O processo de tomada de decisões é muito pessoal, influenciado por nossos valores, necessidades e criação. A maior parte das decisões, sejam elas grandes ou pequenas, não é tomada pelo processamento brilhante de centenas de dados, mas se resume a uma escolha simples. Ao descrever sua experiência num campo de concentração, o neurologista e psiquiatra austríaco Viktor Frankl escreveu: "Tudo pode ser tirado de uma pessoa, exceto a maior das liberdades humanas: escolher sua atitude em qualquer circunstância da vida". Aprender a valorizar seu direito de escolher, certo ou errado, é um passo importante no caminho para fazer escolhas melhores.

Em termos simples, a escolha gira em torno de como nos entendemos e como percebemos o mundo ao nosso redor. Parte disso envolve decidir que tipo de pessoa queremos ser e como queremos ser vistos pelos outros. Nesse sentido, talvez seja o aspecto mais criativo de nossa vida, uma definição constante de quem somos e quem queremos ser. Por esse motivo, a tomada de decisões pode provocar muitas emoções e energia. Pode ser fortalecedora, fazê-lo cair na real ou ser aterrorizante. É importante reconhecer que todas essas reações são pertinentes a uma responsabilidade tão grande.

Parte da sua jornada é notar o tom e o conteúdo de seu diálogo interior durante a tomada de decisões. Você repete o mesmo disco de autocensura toda vez? Por exemplo, sempre que considera sair de seu emprego insatisfatório, pensa: "Odeio este trabalho... mas para onde posso ir? E se for pior lá? Já estraguei tudo aqui mesmo, então acho que vou acabar estragando tudo lá também... Pelo menos as pessoas daqui estão acostumadas comigo... Eu deveria ter trocado de carreira quatro anos atrás, quando tive a chance... Estava com medo demais... A verdade é que sou covarde... É melhor ficar aqui mesmo". E por aí vai. Sempre os mesmos pensamentos, a mesma lógica, a mesma conclusão, a mesma sensação de impotência. Embora seja difícil ver, você está tão preso na forma como se relaciona consigo mesmo quanto está em seu emprego. Mude essa parte e um mundo inteiro se torna possível.

Tente escutar esse disco repetitivo de maneira objetiva — melhor ainda, tome nota dele. Faça um desenho para conseguir ver a cadeia de pensamentos à sua frente. Olhe e busque identificar pontos na cadeia em que consegue se deter — a isso, denominamos saídas. Muitas vezes, você descobrirá que esses pontos estão relacionados a dores e traumas passados. Reconhecer essa dor torna mais fácil deixá-la para trás e quebrar a sequência. Às vezes, os pontos estão relacionados a medos que não têm mais sentido. Esse processo necessita de prática, mas, com o tempo, se tornará natural. Você pode querer adotar um mantra (ver página 30) que se encaixe bem e trate sua cadeia específica — um pensamento que permita que escape dessa circularidade exaustiva.

PROBLEMAS GERAIS COM TOMADA DE DECISÕES

Quando todas as decisões são problemáticas, das pequenas às grandes, isso muitas vezes é um sintoma de outro problema subjacente, como baixa autoestima, depressão ou um sentimento de estagnação na vida. Isso pode vir de uma perda de confiança em sua capacidade ou seu direito de tomar decisões. Não tomar decisões pode ser um indício de medo de seguir em frente ou, talvez, uma questão de não querer deixar algo ou alguém para trás.

Não existe a opção de não escolher; não tomar uma decisão também é uma decisão. Há muitas formas de nos iludir de que não estamos prontos para fazer escolhas. Por exemplo, não fazer uma escolha porque você precisa de uma garantia de que, se escolher X, vai acontecer Y — essa mentalidade é sabotadora porque todas as escolhas envolvem um elemento de risco. Então, digamos que você quer ter certeza de que, se casar com a pessoa com quem está pensando em casar, ela sempre estará lá para você. Essa garantia é impossível, certo? O que acontece, então? Sabendo que não há como resolver o dilema, você procrastina e fica paralisado pelo medo e, com isso, estende o problema. Em vez de confrontar questões difíceis sobre suas inseguranças em relação a cuidado e abandono, você opta por fugir da responsabilidade carregando a decisão com uma condição impossível.

Algumas pessoas têm uma mentalidade de que "essa escolha definirá quem eu sou" — segundo a qual decisões cotidianas parecem ter uma importância exagerada, definindo quem você é e o que representa. "Se eu comprar esse carro, vai parecer que estou tentando impressionar as pessoas?" ou "Essa camisa me faria parecer sério demais e sem graça?". Ao fazê-lo praticar a tomada de decisões regular, começando pelas coisas pequenas, a TCD pode ajudar a relaxar estruturas de pensamento muito rígidas, transformando-as num modo de viver mais simples e instintivo.

Existe também a mentalidade "simplesmente não sei". Em geral, está relacionada à sua noção de eu — a sensação de que é incapaz de tomar uma decisão porque não sabe mesmo o que é melhor para você. Essa pode ser uma sensação bastante incômoda. Para ser melhor nisso, é preciso um comprometimento real com se conhecer e aprender a ouvir o que acontece dentro de você. Como a TCD envolve correr "para dentro" da sua decisão ou de você mesmo ou "com" ela e consigo mesmo, é a maneira perfeita para explorar quem você é e entender o que é importante para você.

Por outro lado, talvez exista algo caótico na forma como você toma decisões das quais se arrependerá depois. É normal errar de vez em quando; aprendemos com nossos erros. No entanto, se parece que você está sempre vivendo por impulso e deixando que caprichos passageiros assumam o controle, pode estar ignorando uma infelicidade ou insatisfação mais profunda.

A tomada de decisões pode ser vista como um músculo que precisa ser tonificado. Pratique a tomada de decisões numa escala de importância. Na base, ponha as decisões diárias que não importam tanto e pratique tomá-las rápido, de acordo com o que vier ou não à mente. Flexione seu músculo de tomar decisões e, com o tempo, você escalará a lista de modo natural. Ao fazê-lo, sua confiança como uma pessoa responsável por decisões aumentará.

COMO A TCD FUNCIONA PARA A TOMADA DE DECISÕES

A TCD pode ajudá-lo a tomar decisões de uma maneira melhor. Você passará a se conhecer mais e confiar em seus instintos e no seu processo de tomada de decisões. A TCD vai ajudá-lo a entender como se relaciona consigo mesmo e melhorar sua capacidade de reconhecer seus pensamentos e sentimentos. Ela faz isso em parte pela conjunção da atenção plena com a corrida. A atenção plena ajuda a esvaziar o ruído em sua cabeça e faz com que você se aproxime das verdades sutis e importantes que estão em seu interior. Correr ajuda a trazer esses instintos à tona, permitindo que saiba fisicamente o que parece certo.

Em seu melhor aspecto, a tomada de decisões vem fácil e funciona bem. No entanto, não há como ser assim o tempo todo. Seja pelo ponto em que está em sua vida ou pelas circunstâncias em que se encontra, a tomada de decisões às vezes pode ser complicada, repleta de dificuldades, terror e erro. Ao aproximar você de si mesmo de uma maneira mais compreensiva, a TCD o ajuda a tolerar e apreciar as partes de você que são menos seguras. Isso, por sua vez, diminui a pressão sobre você e seu processo de tomada de decisões. Ao reconhecer sua imperfeição e a impossibilidade de viver uma vida sem erro, você pode alcançar uma sensação de maior autoaceitação.

O aterramento pelo qual você passou no início desse processo (páginas 24 a 27) vai ajudá-lo a vivenciar um aprimoramento ainda maior em suas habilidades de tomar decisões. Natalia Karelaia, professora assistente de ciências da decisão do Institut Européen d'Administration des Affaires (Instituto Europeu de Administração de Negócios, ou Insead), defende que, "embora seja consenso geral que a atenção plena ajuda os administradores a chegar a conclusões, existem evidências crescentes de que a influência positiva vai muito além, impactando a maneira como as decisões são identificadas, feitas, adotadas e avaliadas".

A meditação de atenção plena proporcionará uma compreensão maior de suas prioridades e valores, tornando mais fácil sentir o que é de fato importante para você. Ela também lhe dará tempo e espaço para reflexão, proporcionando uma sensação de proximidade com seus objetivos. Isso não acontecerá da noite para o dia — você precisará de tempo para desenvolver sua prática de atenção plena, mas, se conseguir separar alguns minutos por dia, verá um progresso rápido. Você se sentirá mais autêntico, calmo e próximo de si. É um jeito maravilhoso de levar a vida.

A atenção plena pode tornar todo o processo de tomada de decisões menos traumático. Karelaia acrescenta: "Pesquisas independentes realizadas como parte de nosso estudo descobriram que pessoas que praticam atenção plena têm maior tolerância à incerteza e são mais decididas quando se deparam com uma escolha apesar de muitas incógnitas". Ao focar seus pensamentos no presente em vez do passado, a meditação de atenção plena o ajuda a se concentrar no que precisa ser feito agora em vez de preocupações recentes. Ao se tornar presente consigo no aqui e agora, deixando de viver no passado, você encontrará reservas inesperadas de energia e liberdade. Por fim, estudos demonstram que pessoas com atenção plena são menos propensas a sofrer uma "discrepância de intenção-comportamento" — isto é, a discrepância entre o que você pretende fazer e o que realmente faz. Em outras palavras, praticar a meditação de atenção plena aumenta as chances de pôr sua decisão em prática depois de tomá-la.

EXERCÍCIO: CLAREZA ATRAVÉS DA CORRIDA

Este exercício lhe oferece um meio de explorar a decisão que está considerando, mas de modo a envolver seu corpo e o movimento. Ao acrescentar o corpo, você ganha uma fonte extra de feedback. O processo de observar como se sente enquanto se move o ajuda a entrar em contato com sua mente e seu corpo, gerando maior clareza total.

PASSO 1

Comece com o processo de aterramento da página 24. Leva apenas cinco ou dez minutos e vai ajudá-lo a relaxar e prestar atenção no momento mais rápido.

PASSO 2

Pare para formular em sua mente a decisão que precisa tomar, depois examine as questões ao fim deste capítulo, deixando que seus instintos o atraiam na direção do que parece útil. Se quiser correr sem uma questão e ver o que surge, também pode dar certo. Não se esforce demais, expectativas altas não ajudam — confie no processo.

PASSO 3

Enquanto corre, observe como sua relação com a decisão específica muda. Continue voltando à questão que escolheu no Passo 2, correndo com ela até estar imerso. Quanto mais avançar, maior é a chance de encontrar clareza — o caminho adiante revelará vias inesperadas de compreender e se relacionar com sua decisão. O que acontece com seu pensamento quando os hormônios entram em ação?

PASSO 4

Permita-se imaginar resultados diferentes de sua decisão enquanto corre, procurando ver como seu corpo reage a cada um. Veja o que consegue aprender com seu corpo sobre a decisão A comparada à decisão B.

PASSO 5

Tente mudar a velocidade e a distância que percorre, enquanto nota qual o efeito em seu pensamento e sentimento. Se chegar a um impasse, tente se forçar um pouco mais ou arriscar uma pergunta diferente. Mas lembre-se: você não deve forçar o processo.

PASSO 6

Depois de correr, tome nota do que pensou sobre sua decisão — compare esses pensamentos com os que notava antes. Suas considerações mudaram? Você se surpreenderá com a forma como o exercício e a sensação de autonomia que o acompanha podem mudar sua perspectiva. Correr com a questão lhe dá a sensação de ser proativo — não apenas pensando sobre agir e rodeando o problema, mas tomando uma atitude física.

PASSO 7

Repita os passos 1 a 6 até sentir que chegou a uma decisão. Você pode querer olhar todas as suas notas de sessão e escrever uma breve sinopse da jornada de tomada de decisão que atravessou. Isso pode ajudar a solidificar sua escolha, aumentando sua sensação de domínio.

CLAREZA ATRAVÉS DA CORRIDA: SUA EXPERIÊNCIA

QUESTÕES SOBRE TOMADA DE DECISÕES

As questões a seguir foram elaboradas especialmente para ajudá-lo a explorar seu processo, conscientizar-se e permitir que veja a tomada de decisão com olhos mais confiantes. Escolha as questões que mais façam sentido para você. Deixe sua intuição ajudar nessa escolha. Lembre-se: não existem respostas certas ou erradas. Se tiver outras questões, pode trabalhar com elas. Acrescente-as à lista no espaço oferecido ao final do capítulo. Comece com o processo de aterramento de quatro passos detalhado nas páginas 24 a 27 e, em seguida, prossiga com a questão escolhida em sua caminhada ou corrida.

PARA INCAPACIDADE DE TOMAR ATÉ AS DECISÕES DO DIA A DIA

Como se sente fisicamente quando se depara com uma decisão?

O que significa para você ser responsável por uma decisão? Essa ideia o sufoca?

Pense em alguém que você sabe que é decidido. Como você o vê? Você tem alguma dessas características?

Pense em alguém que você sabe que é indeciso. Como você o vê? Você tem alguma dessas características?

Você preferiria que outra pessoa tomasse a decisão? Convém a você se apresentar como indeciso? Você se sente melhor se estiver livre da responsabilidade?

Sua indecisão é uma questão nova ou você sempre foi assim? Se é algo recente, o que pode ter contribuído para a mudança? Consegue identificar algum gatilho? (Tem alguma relação com uma questão psicológica, como depressão ou baixa autoestima, ou algum acontecimento, como desemprego ou luto?)

A falta de autoconfiança afeta sua vida? Se sim, como? Alguma coisa que você fez o ajudou a tratar desse problema?

Se for uma questão antiga (isto é, você sempre se sentiu assim), quem tomava as decisões quando você era criança? Quais são as implicações disso?

____

____

____

____

____

____

____

____

____

PARA GRANDES DECISÕES DE VIDA

Qual é seu pressentimento sobre essa decisão que tem de tomar? Você se permite incluir sua intuição no processo de tomada de decisão?

____

____

____

____

____

____

____

____

O que você tem a perder se tomar uma decisão sobre isso?

O que você tem a ganhar se tomar uma decisão sobre isso?

Você tem condições de deixar esse dilema para depois? Está na hora certa de tomar essa decisão? O que acontece se você não tomar decisão nenhuma?

Ajudaria dar um impulso tomando apenas decisões muito pequenas e quase inconsequentes de maneira rápida para ganhar confiança?

Você tem condições de tomar essa decisão em termos de dinheiro, tempo, energia, comprometimento e/ou emoções? Se não, quais são suas alternativas?

QUESTÕES INVESTIGATIVAS GERAIS

Você tem um "disco" que se repete na sua cabeça quando tenta tomar decisões? O que ele diz? Escreva uma transcrição desse disco e veja se consegue identificar uma "saída" — um ponto em que consiga fazer com que ele pare de tocar.

Essa falta de tomada de decisão faz com que você consiga o que quer? Está ajudando ou atrapalhando você?

Você acha que sabe a diferença entre "querer" e "dever"? "Dever" costuma se originar de mensagens dos pais, regras culturais e da opinião dos outros, ao passo que "querer" se baseia mais em sua consciência ou seus gostos, talentos, desejos, valores e interesses.

Existe uma sensação sufocante de que algo está errado que o impede de realizar as mudanças necessárias? O que poderia estar errado?

Com que frequência você escuta sua voz interior e permite que ela o guie rumo a uma decisão? Às vezes você sente que fica tão enredado em questões práticas que suas emoções não têm voz?

Você permite que seus impulsos e caprichos dominem a maneira como toma decisões, aceitando de forma espontânea coisas que não são convenientes para você, que não pode bancar ou que nem mesmo quer? Se sim, o que pensa a respeito disso?

SUAS ANOTAÇÕES

SUAS ANOTAÇÕES

Pais e filhos

Por conhecer as árvores, compreendo o significado da paciência.
Por conhecer a grama, dou valor à persistência.
HAL BORLAND

O exercício, e a corrida em particular, é uma maneira excelente de aprimorar a relação que você tem com seus filhos e ajudá-los a atravessar estágios da juventude que podem ser difíceis. A TCD cria uma atividade prazerosa e produtiva entre você e seu filho, dando-lhes uma oportunidade de conversar sobre o que está acontecendo em casa e na escola. Há muitos benefícios na corrida, um dos quais é que ela serve como uma espécie de distração, ajudando os jovens a se manterem focados e se abrirem. As crianças também costumam se animar muito por correr com os adultos, o que significa que partem de um lugar positivo e confiante. Há dicas mais adiante sobre como fazer os corredores relutantes se animarem.

A natureza oferece o espaço ideal para vocês se aproximarem, já que as crianças têm uma afinidade natural pelo ar livre. É um ambiente vibrante e espaçoso que facilita muito a expressão e o contato com seus filhos. Infelizmente, as crianças de hoje não têm exposição suficiente a parques, campos e florestas. Richard Louv, autor de *A última criança na natureza*, introduziu o termo "transtorno de déficit de natureza" para descrever o abismo crescente entre a natureza e as crianças. É nossa responsabilidade vencer esse abismo, apresentar às crianças o deslumbre que existe lá fora para que o arrebatamento dentro delas tenha espaço suficiente para se expressar e brincar.

Estar ao ar livre não é apenas elementar e bom para a alma delas, mas a aventura também desenvolve a confiança. As crianças precisam aprender a se virar sozinhas — entender como chegar de A a B e o que fazer caso se percam na floresta. Isso desenvolve ferramentas que elas poderão usar pelo resto da vida — autoconfiança, curiosidade e, acima de tudo, resistência.

A maioria dos pais não precisa de uma lição sobre o impacto dos eletroeletrônicos em seus filhos e na família como um todo. Já viram em primeira mão as brigas e lágrimas causadas por esses jogos. À medida que o mundo lá fora é substituído por equipamentos eletrônicos dentro de casa, não é apenas o planeta que perde sua biodiversidade, mas nossos filhos também. Quanto mais a vida deles e a sua são tomadas pela tecnologia, mais importante é restaurar um equilíbrio natural. Afinal, boa parte da epidemia de ansiedade atual é consequência direta de vidas levadas em desequilíbrio.

O DESAFIO À FRENTE

Algumas crianças, sobretudo as que estão fora de forma ou são inseguras, podem ter dificuldades no começo. São elas que mais têm a ganhar com o processo. A seguir, indicamos maneiras de tornar os exercícios que vocês praticam mais divertidos. Com o tempo, a maioria das crianças passará a gostar da natureza, dos espaços verdes e da intimidade proporcionada pelo fato de estar com você.

Outros jovens podem odiar se exercitar ou achar que passar tempo com você dessa forma "pega mal". Por esse motivo, sugiro que adapte sua estratégia ao seu filho — comece devagar, faça de um jeito divertido e pratique um dos exercícios lúdicos a seguir para que seja prazeroso. Você pode levar o cachorro, se tiver um, ou começar caminhando em vez de correr. Descubra o que funciona melhor para seu filho.

DICAS PARA O CORREDOR RELUTANTE
• Use um aplicativo de corrida para medir sua jornada e tentar se superar um passo ou minuto a cada vez. • Sugira uma competição: veja quem consegue contar o maior número de cachorros, árvores, pássaros etc. Liste as coisas menos óbvias ao seu redor. • Veja quantos outros corredores conseguem cumprimentar e que tipo de reação recebem. • Brinque de "o que é, o que é?". • Alterne os espaços verdes que usam — tente uma floresta se o parque for seu lugar habitual.

COMO A TCD FUNCIONA PARA SEU FILHO?

A TCD é um meio eficiente e prazeroso de ajudar seu filho a apreciar o que a natureza tem a oferecer. Ela faz isso através da proximidade, da biologia natural e do meio ambiente sempre à disposição. Seja numa trilha bastante percorrida no parque ou numa corrida no meio do nada, o tempo que você passa correndo e conversando com seu filho é inestimável e os benefícios, quase infinitos.

Quando você abre o mundo adulto da corrida para as crianças, elas costumam reagir a esse convite abrindo o mundo delas para você. Seu filho achará que esse é um momento especial e que essa experiência compartilhada apenas por vocês dois é incrivelmente proveitosa. Alie esses pensamentos com o orgulho e a sensação de conquista obtidos por acompanhar seu ritmo e/ou atingir metas, e você terá uma criança motivada e revitalizada.

Juntos, vocês sentirão o fluxo de hormônios como endorfinas, adrenalina e oxitocina aproximando ainda mais vocês dois. A oxitocina em particular facilita a proximidade, oferecendo uma oportunidade de estimular sua união. Mas é o tempo, o maior presente que se pode dar a um filho, o que faz a maior diferença. Quando as crianças veem que você dedicou essa parte do seu dia apenas para elas, isso cria uma sensação de confiança e proximidade, e é nesse espaço que elas encontram segurança e autoaceitação.

CORRER JUNTOS

Ao propor uma corrida com seu filho, não sobrecarregue a descrição com detalhes desnecessários, uma vez que isso pode criar pressão supérflua e ser intimidante. Muitas vezes, é melhor dizer apenas que há algo divertido que quer experimentar com ele. Fique atento: ele pode querer que você responda a algumas perguntas também! O ideal é que isso aconteça numa sessão em separado, mas o mais importante é apenas sair e conversar. Aqui apresentamos uma sugestão de sequência que vocês podem seguir:

1. Se você achar que combina com seu filho e com esse dia em particular, guie-o pelo processo de aterramento das páginas 24 a 27. Isso vai ajudá-lo a entrar no momento presente. Algumas crianças acham esse processo chato, mas elas podem reconhecer os elementos de atenção plena da escola e essa pode ser uma boa oportunidade para vocês relaxarem juntos. O processo de preparação (páginas 26 e 27) também pode incentivá-las a falar sobre assuntos difíceis, em particular agora que estão num estado mais relaxado.
2. Pergunte a seu filho se ele se sente pronto para se mover.
3. Quando ele estiver pronto, pergunte se prefere andar ou correr.
4. A menos que ele diga que há algo específico que queira discutir, deixe a conversa fluir com naturalidade. Depois de algumas corridas juntos, a sessão ganhará personalidade e vida própria. Você se surpreenderá com o rumo que a conversa toma e como a sinceridade flui. Não há necessidade de controlar o processo; apenas deixe acontecer de maneira natural.

5. Se parecer adequado ou importante, faça uma questão de uma das listas na sequência. Pergunte se é um assunto que ele quer discutir. Será útil chegar a um acordo prévio quanto a isso.
6. Ouça com atenção tudo o que ele diz; assim, você saberá o que ele está sentindo.
7. Observe como a respiração e a velocidade do seu filho mudam com diferentes assuntos. Em alguns casos, mostrar isso para ele ajuda.
8. Aplique a técnica da escada (página 118) se quiser saber mais, porém seja delicado e paciente. Muitas vezes o impulso criado por correr juntos manterá o assunto fluindo.
9. Não espere resultados instantâneos. Mantenha as expectativas baixas e a sensação de estar presente alta. Aproveite.
10. Termine a sessão com algo bacana — um abraço, um elogio, o que parecer melhor.

QESTÕES PARA VOCÊ E SEU FILHO

Quem você respeita no mundo, e por quê?
O que o assusta na vida, e por quê?
O que você mais queria dos seus pais?
Se pudesse fazer qualquer coisa com seu dia, o que seria?
O que a palavra "compreensão" significa para você? Quando foi a última vez que você viu ou sentiu isso?
Você conhece alguma pessoa perfeita?
Se nunca tivesse visto a natureza antes, como você seria?
Se falassem que você nunca veria a natureza de novo, como se sentiria?
Você já teve que perdoar alguém? Como foi a sensação? Como é a sensação quando alguém o perdoa?
O que você sonha em ser quando crescer? Como pode realizar seu sonho?

Quando foi a última vez que teve de ser valente ou corajoso e por quê? Como foi a sensação?
Você acha que pode ter medo e coragem ao mesmo tempo?
Quando se sentiu mais confiante e como foi a sensação?
O que você diria para uma pessoa que não se sente confiante?
Quando foi a última vez que se sentiu sozinho? Como lidou com isso?
Como é a sensação de quando você é bondoso com alguém e por quê?
Quando foi a última vez que você foi bondoso com alguém que não conhecia? O que aconteceu?
Às vezes, não sabemos o que dizer para alguém que está triste — de que outras formas você poderia mostrar para essa pessoa que se importa?
Existe alguma coisa que gostaria de dizer para alguém, mas acha difícil?

QUESTÕES GERAIS PARA SEU FILHO

O que deixa você mais feliz?
Qual é sua sensação favorita e qual é a de que menos gosta?
Se houvesse um jeito de tornar tudo mais fácil, você o escolheria?
Se pudesse ser mais corajoso em um aspecto da sua vida, que aspecto seria esse?
Sua vida seria mais fácil se você pudesse aceitar seus defeitos e os dos outros?

QUESTÕES SOBRE ESCOLA PARA SEU FILHO

O que você aprendeu na escola hoje que achou mais interessante? Por quê?
De quem você não gosta na escola? Por quê?
No que as crianças da escola estão interessadas agora?
Quem está passando por dificuldades na escola? O que está sentindo, e existe alguém ajudando essa pessoa?

Como é a sensação quando alguém é maldoso com você?
Você se sente obrigado a ser perfeito? Um amigo perfeito, bom em esportes e nas provas, popular e atraente? Existe perfeição de verdade?
Quem são seus amigos mais próximos? Do que você gosta neles?
O que você acha fácil na escola? O que acha difícil?
Você se sentiu bravo, triste ou frustrado nos últimos tempos? Como acha que os outros se sentem quando você está bravo, triste ou frustrado? Com que frequência você acha que os outros sentem essas emoções?
Do que você acha que seus amigos mais próximos gostam em você?

CORRIDAS DE EMPATIA

Uma corrida de empatia é um exercício breve elaborado especificamente para estimular a empatia em crianças. Existe um programa para escolas e um para pais e filhos. Através de um processo de pergunta, resposta e resumo, as corridas são focadas em aumentar os níveis de empatia nas crianças.

O QUE É EMPATIA E POR QUE ELA É TÃO IMPORTANTE?

Roman Krznaric, pensador cultural e membro docente fundador da School of Life, define a empatia como "a arte de se colocar no lugar do outro, entender seus sentimentos e perspectivas, e usar essa compreensão para guiar suas ações". Somos todos empáticos, certo? Então qual é o problema? Pesquisas da Universidade de Michigan mostram uma redução drástica na empatia entre os estudantes nos últimos trinta anos, sendo que a maior queda aconteceu na última década. Psicólogos, pais e professores estão relatando uma crise de empatia, e não apenas entre os jovens. Ninguém sabe ao certo o que está influenciando essa mudança drástica — pode ser o uso excessivo da tecnologia ou dos jogos, redes superficiais de amigos, a redução na participação em clubes e outras organizações sociais ou uma dezena de outras possibilidades. Quase sempre, todo mundo está ocupado demais para sentar e passar um tempo com outras pessoas e, quando fazem isso, o encontro é breve e costuma envolver aparelhos eletrônicos. As crianças não conhecem coisa melhor e estão aprendendo esse comportamento com os pais.

A boa notícia é que pesquisadores da Universidade de Michigan acreditam que a empatia é algo muito fluido, o que significa que tem o potencial de aumentar com a mesma facilidade com que diminui. A TCD oferece exercícios para ajudar a desenvolver a empatia de seu filho e sua relação com ele, mas não se engane: o agente de mudança mais importante é seu próprio comportamento. O que as crianças querem mais do que tudo de seus pais é a atenção sincera e paciente. Perguntas rápidas e superficiais não são o bastante para afastá-las dos jogos ou ensinar-lhes o prazer de uma boa conversa. As questões incluídas neste capítulo vão ajudá-los a se aproximar e aprender mais.

POR QUE CORRIDAS DE EMPATIA SÃO IMPORTANTES?

A camaradagem de correr com você ajudará seu filho a tratar de assuntos difíceis como bullying, namoro, achar-se gordo ou magro demais ou não atraente, não ser uma das crianças descoladas, problemas de fala etc. Questões que, de outra forma, poderiam nunca ser discutidas e se tornar transtornos de desenvolvimento ganham a chance de ser expostas e compartilhadas. Isso é fundamental porque significa que seu filho pode se ver como uma pessoa real e imperfeita, não de uma maneira cheia de fantasias, aspirações e lamentações.

O processo de corridas de empatia na escola é elaborado exatamente para melhorar a forma como as crianças se relacionam e se comunicam entre si, treinando-as na prática da curiosidade e da "escuta concreta" — escutar não apenas o que o outro está dizendo, mas como está dizendo. Correr enquanto fala ajuda a fazer as crianças se esquecerem de reservas ou preconceitos que podem ter em relação a esse exercício, ajudando-as a deixar essas coisas de lado e se divertir. Ao mesmo tempo, dá uma sensação de impulso ao processo, trazendo a atenção da criança ao tema do dia.

A seguir, você encontrará vários temas para explorar durante as corridas de empatia. A lista ajudará a ensinar seu filho a fazer perguntas e ouvir as respostas — a ter empatia. Você pode fazer isso com seus filhos e, com o tempo, eles podem aprender a fazer uns com os outros.

O PROCESSO

As corridas de empatia consistem num processo simples de perguntas e respostas conduzido durante uma corrida breve. As crianças podem formar dupla com um dos pais, um irmão ou outro membro da família, ou funcionam especialmente bem num ambiente de grupo de colegas da escola. Na escola, as crianças podem dar voltas num campo esportivo ou seguir um trajeto demarcado pelo terreno da escola. Elas vivenciam como é entrar na vida de outra pessoa — mesmo que por poucos minutos. O processo revela a elas suas próprias habilidades e interesses na relação com os outros. Enquanto trocam de papel entre aquele que ouve e aquele que compartilha, muitas crianças se surpreendem com o que descobrem sobre o outro, e é através de momentos assim que se desenvolve maior empatia.

O programa de corrida escolar começa com os colegas formando duplas e recebendo um assunto da lista a seguir para se concentrar. A primeira semana pode ser amizades; a segunda, felicidade; a terceira, raiva e tristeza, e assim por diante. O professor ou adulto convidado apresenta e discute o assunto escolhido, dando ao exercício um contexto e um significado.

Depois de discutir o tema, as duplas iniciam sua corrida e fazem as perguntas listadas no assunto da semana. Elas podem se desviar das questões listadas desde que continuem pensando conscientemente no tema em questão. Depois da corrida, elas voltam a se juntar à turma; o parceiro ouvinte faz uma breve sinopse do que ouviu e cada um deles compartilha com o outro o que sentiu com a experiência.

Sempre trocando de papéis entre o que fala e o que ouve, ao final do semestre eles terão tido oportunidade de se conhecer e saber o que o outro sente de maneira mais profunda. Um estudo de três anos do governo canadense sobre o treinamento de empatia em crianças mostrou que resulta num maior comportamento "pró-social" — como ajudar os outros e compartilhar —, além de melhores notas, diminuição do bullying, melhores níveis de concentração na sala de aula e melhores relações entre pais e alunos.

TÓPICOS PARA EXPLORAR

APRENDIZADO

Do que você mais gosta na escola atualmente?
Você acha alguma matéria difícil?
Como se sente quando não entende alguma coisa?
Você se sente confiante para dizer que não entendeu algo na aula?
Se você não viesse à escola, poderia aprender coisas mesmo assim?
Acha que os adultos continuam aprendendo?
Qual é a melhor coisa que você já aprendeu?

AMIZADES

O que é um bom amigo?
Do que você gosta em seus amigos?
Você acha que é um bom amigo? Por quê?
Seus amigos já o deixaram triste?
Você acha que alguém na turma se sente solitário?
Como poderia fazer um amigo se sentir melhor sem usar palavras?
Você acha que todo mundo tem amigos?

EMOÇÕES

Qual é sua emoção favorita?
Que emoção você sente na maior parte dos dias?
Que emoção gostaria de sentir mais?

Suas emoções às vezes o confundem?
Você acha que os adultos têm as mesmas emoções que as crianças?
Você acha que dá para sentir muitas emoções ao mesmo tempo?
Você acha que as meninas têm as mesmas emoções que os meninos?

CORAGEM

Às vezes você sente medo?
Quando foi a última vez que sentiu medo? Como foi essa sensação?
O que você faz para se sentir melhor quando está com medo?
Você acha que os adultos ficam com medo?
Quando foi a última vez que você foi corajoso?
Acha que é possível ter medo e coragem ao mesmo tempo?

FELICIDADE

Como é a felicidade?
O que o faz feliz?
Você acha que seria possível sentir felicidade se não existisse tristeza?
Acha que poderia ser feliz se não tivesse uma casa para viver?
Quem você gostaria de fazer feliz?
Como poderia fazer uma pessoa triste se sentir feliz?
O que o deixa mais feliz quando está triste?

BONDADE

Qual foi a coisa mais bondosa que fizeram por você?
Qual foi a coisa mais bondosa que você já fez por alguém?
Como é a sensação de ser bondoso?
Você é bondoso com pessoas que não conhece?
Você já foi maldoso com alguém?
Quando foi a última vez que perdoou alguém? Foi difícil?
Quando você perdoa alguém, como é a sensação depois disso?

PACIÊNCIA E COMPREENSÃO

O que é paciência?
Você acha que é paciente?
Quando é impaciente?
Como se sente quando alguém é impaciente com você?
O que significa compreensão para você?
Você acha importante ser compreensivo? Por quê?
Se você não fosse compreensivo, ainda poderia ser bondoso?

RAIVA E TRISTEZA

Você às vezes sente raiva?
Quando foi a última vez que sentiu raiva?
Quando foi a última vez que se sentiu triste?
Quando você ficou triste ou com raiva pela última vez, o que o fez melhorar? Alguém o ajudou?
Como você acha que seus amigos se sentem quando você está triste ou com raiva?
No que você pensa quando está triste?
É sempre a mesma coisa que o deixa triste ou com raiva?

CONFIANÇA

O que é confiança?
Você se sente confiante na escola?
Quando você se sente mais confiante?
Como é a sensação quando você não se sente confiante?
Você acha que precisa se sentir confiante o tempo todo ou só de vez em quando?
Como poderia ajudar alguém a se sentir mais confiante?

NATUREZA E O MUNDO À NOSSA VOLTA

Você acha que as crianças em outros lugares do mundo se sentem felizes?

Do que uma pessoa precisa para ser feliz no mundo?
O que você mais ama na natureza?
Você seria diferente se nunca tivesse visto o campo/mar? Como?
Se pudesse mostrar algo da natureza para alguém, o que seria?
Se você só tivesse um dia no planeta, o que faria?

SUAS ANOTAÇÕES

SUAS ANOTAÇÕES

Corrida com atenção plena

O movimento beneficia o corpo e a calma beneficia o espírito.
SAKYONG MIPHAM RINPOCHE

Como todo corredor sabe, a corrida é uma atividade muito gratificante. Seus efeitos incluem benefícios ao corpo e à mente. Além disso, pessoas que correm com regularidade costumam ter maior foco e energia. Outros falam de uma nova abertura ou maior espontaneidade. Há muitas formas como a TCD pode ampliar essa energia incrível e ajudá-lo a correr mais e mais rápido, tirando o maior proveito possível do exercício.

Para aqueles que já são corredores, a TCD pode aumentar o prazer e os benefícios que obtêm com a corrida. Neste capítulo, as variações de exercícios de corrida com atenção plena, ainda que parecidos com os outros neste livro, não tratam nenhuma condição ou questão em particular. Em vez disso, vão ajudá-lo a aproveitar sua corrida ao máximo, melhorando sua relação consigo mesmo e com o espaço verde ao seu redor.

Os exercícios são simples — um tipo de corrida com atenção plena que conecta você ao lugar em que está e a quem você é. "Quando a atenção plena é aplicada aos esportes, ela mantém a mente e o corpo numa espécie de unidade", diz Jon Kabat-Zinn. Os exercícios de corrida com atenção plena neste capítulo podem ajudá-lo a atingir esse estado de fluxo que torna sua corrida natural, alegre e tranquila. Para muitos, a dificuldade de melhorar a corrida é mental, uma voz interior incessante nos dizendo que estamos cansados, que não conseguimos seguir em frente e que deveríamos dar meia-volta e ir para casa. A corrida com atenção plena ajuda a silenciar essa voz, colocando-o em contato com seu corpo e seu ambiente. Kabat-Zinn acrescenta: "A corrida é respiração a respiração, passo a passo, momento a momento... Ela tem seus próprios elementos calmantes e esclarecedores imbuídos nela". Como a corrida e a atenção plena são tão semelhantes e complementares, esses exercícios podem fazê-lo entrar numa zona metronômica — um lugar em que seu foco e seus objetivos se tornam um só e você se sente impulsionado por um ritmo sem esforço.

A corrida com atenção plena aumenta a confiança — não apenas em seu desempenho, mas também em sua noção de identidade e suas capacidades. Embora os exercícios sejam simples, os resultados são profundos — maior força e foco mentais que você pode aplicar ao seu dia a dia. Dessa forma, muitas das lições que aprendemos quando saímos para correr podem ser aproveitadas em nossa vida fora do treinamento. Encontrar essa energia para seguir em frente só mais aqueles passos, esforçar-se para subir aquela inclinação íngreme ou aproveitar o fluxo livre da corrida ladeira abaixo também podem se tornar metáforas para a forma como lidamos com os altos e baixos da vida.

Em virtude de sua ênfase na respiração, a corrida com atenção plena ajuda a fugir do tipo de pensamento negativo que pode refrear você. "A mente se esforça menos e, em consequência, o corpo se torna mais eficiente", diz Sakyong Mipham Rinpoche, famoso monge budista e maratonista. Um aspecto importante da TCD é conscientizar-se de seus pensamentos internos e deixar que eles passem, reconhecendo a distinção entre o que é um pensamento temporário e o que é uma sensação concreta. É com a redução ou limitação do diálogo interno negativo que se pode atingir a verdadeira melhora de desempenho.

Uma redução nas lesões é outra vantagem de integrar a corrida com atenção plena a seu plano de exercícios. "Você sabe quando pode se forçar e quando precisa diminuir um pouco. Muitos corredores já têm esse conhecimento, mas não têm total consciência disso e não prestam muita atenção", afirma George Mumford, célebre psicólogo do esporte que ensina técnicas de atenção plena a equipes esportivas profissionais como o time de basquete Chicago Bulls. Como a consciência da sua respiração e das sensações corporais está no centro da corrida com atenção plena, você fica atento e responde mais rápido às necessidades de seu corpo.

Não estamos sugerindo que a corrida com atenção plena se torne a única forma como você deve correr. Em vez disso, considere-a como uma maneira de dar uma variada e como uma abordagem nova para aquele dia em particular. E, se houver ocasiões em que você estiver estressado ou sentir que a vida está lhe pesando, pode descobrir que ela é uma maneira perfeita para relaxar e deixar seus problemas de lado.

Lembre-se de que, embora a corrida com atenção plena exija prática, ela não deve ser um fardo ou uma dificuldade. Se você se forçar para ser o melhor, para aprender com rapidez e perfeição, estará olhando para ela da maneira errada. Dê tempo ao tempo para encontrar seu próprio caminho — o de cada um é diferente. Você pode se deparar com formas inesperadas de resistência, como o ruído em sua mente agitada. Observe a resistência, deixe que ela passe, continue se movendo. Você não tem nenhuma meta. Não está buscando a transcendência — apenas deixando as coisas de lado, esvaziando sua bagunça mental para poder habitar plenamente no momento presente — o *seu* momento presente.

PREPARAÇÃO PARA UMA CORRIDA COM ATENÇÃO PLENA

É melhor escolher uma rota conhecida para suas primeiras corridas/caminhadas com atenção plena. Isso faz com que você não precise encher a cabeça lendo mapas ou se preocupando com direções e distância.

Para começar, seria útil acrescentar um minuto ou mais de corrida com atenção plena à sua corrida normal. Veja os exercícios a seguir e, aos poucos, vá aumentando seu tempo. É adequado esperar até estar num bom ritmo antes de partir para a atenção plena — algumas pessoas acham difícil começar direto com a corrida com atenção plena, então veja que estilo combina melhor com você. Assim como acontece com tudo, você vai melhorar com o tempo. Seja paciente. Aproveite. Se tiver dificuldades, tente relaxar um pouco. Não é tão difícil.

EXERCÍCIO DE CORRIDA COM ATENÇÃO PLENA

Dependendo do seu estado de espírito e de quanto tempo você tem disponível, seria bom iniciar a corrida de atenção plena com um processo de aterramento (ver páginas 24 a 27) — começar dessa forma tem muito a somar à experiência. Observe que você não precisará fazer o quarto passo do processo de aterramento, uma vez que está sem um foco ou assunto para explorar.

1. Quando estiver em movimento, encontre um ritmo confortável. Pode ser um ritmo diferente em dias variados, dependendo do seu estado de espírito.
2. Dedique alguns instantes para se tornar plenamente atento ao clima e ao ambiente. Tenha consciência das cores, cheiros e formas ao seu redor.
3. Depois que estiver em certo embalo, lembre-se de sua intenção de correr com atenção plena.
4. Quando estiver pronto, escolha um pé, o que parecer mais confortável, e conte todas as vezes que ele tocar o chão. Lembre-se de apenas um pé, o mesmo toda vez.
5. Conte dez passos, começando de novo do primeiro quando tiver terminado. Continue assim.
6. Quando tiver pensamentos invasivos ou prejudiciais, apenas reconheça a chegada deles e deixe que vão embora, retornando à corrida com atenção plena.
7. Se os pensamentos voltarem, deixe que vão embora de novo. Pode levar algum tempo até se acostumar com a corrida com atenção plena e haverá dias em que isso será mais difícil do que em outros.
8. Se os pensamentos estiverem dizendo que você não consegue ir mais, pergunte-se se eles vêm da sua mente ou do seu corpo. Se vierem da mente, são apenas pensamentos, e não a verdade: deixe que passem.

9. Quando estiver no tipo de zona em que o mundo desaparece, restando apenas você e seus passos, estará no fluxo.

10. Se quiser mudar um pouco as coisas, pode tentar contar as respirações em vez dos passos. Fique plenamente atento a todo o processo de respiração enquanto faz isso. Aproveite a sensação do ar enchendo e esvaziando seus pulmões.

VARIAÇÃO 1

1. Repita os passos 1 a 3, como antes.

2. Quando estiver pronto, comece a se concentrar em todas as sensações que está tendo. Comece por seu corpo — sinta completamente seu calcanhar tocando o chão. Sinta a brisa tocar seu pescoço ou atingir o suor em sua testa. Observe como o tecido de sua roupa de corrida se move a cada passada e como seu corpo sente esse toque. Continue por todo o resto dos seus sentidos. Este exercício serve para se tornar presente em seu corpo e suas sensações.

3. Assim como antes, quando tiver pensamentos invasivos ou prejudiciais, apenas os reconheça e deixe que passem antes de voltar à corrida de atenção plena. Só as sensações devem ficar em sua mente.

VARIAÇÃO 2

1. Repita os passos 1 a 3, como antes.

2. Quando começar a correr, olhe com ainda mais atenção para seu ambiente conforme vai passando por ele. Preste atenção aos detalhes do que o cerca. Pode ser o caminho à sua frente ou as árvores e flores à sua volta. Faça disso sua prática de corrida com atenção plena. Torne-se unido ao ambiente. Este exercício serve para aumentar sua consciência e absorver o máximo do ambiente possível.

3. Assim como antes, quando tiver pensamentos invasivos ou prejudiciais, apenas os reconheça e deixe que passem antes de voltar à corrida de atenção plena. Só as sensações devem ficar em sua mente.

Lembre-se: a maioria dos limites, tanto na corrida como na vida, estão na sua cabeça. A corrida com atenção plena pode ajudá-lo a superar esses obstáculos no trajeto à sua frente e durante o resto da vida. Como Kabat-Zinn diz: "Quanto mais a mente estiver em contato com o corpo, mais você pode conhecer seus verdadeiros limites". Então dê tempo ao tempo — todo mundo tem seu próprio trajeto e pode demorar um pouco para que você encontre o seu, mas esses exercícios podem levá-lo até lá e abrir o caminho à sua frente. Eles podem ajudá-lo a enfrentar seus medos e dúvidas com tranquilidade e sabedoria. Você não precisa matar seus dragões — a paz é uma consequência de deixá-los viver. Enquanto percorre o caminho à sua frente, cumprimente-os ao passar por eles em vez de deixar que o atraiam para um confronto turbulento. Aproveite a vastidão do momento que está vivendo agora. É nele que habitam sua força e sua paz.

Correr para trás

Se o caminho à sua frente estiver livre, você deve estar no caminho de outra pessoa.
JOSEPH CAMPBELL

Ninguém gosta de correr para trás — não por muito tempo, pelo menos. No entanto, toda jornada sempre inclui alguns retrocessos. Quando estamos correndo para trás metaforicamente, enquanto todos os outros parecem estar seguindo na direção contrária, podemos ter uma sensação de extremo isolamento e solidão, bem na hora de nossa maior necessidade. E, no entanto, lutar contra as voltas e reviravoltas inevitáveis da vida é se condenar a uma decepção depois da outra. Lembrar da natureza sinuosa da vida nos ajuda a ser mais tolerantes e serenos nos momentos em que sentimos que toda tentativa de seguir em frente é bloqueada.

O que quer que estejamos fazendo, quase sempre começamos nossa jornada com grande entusiasmo, apenas para descobrir que existem dragões ao longo do caminho. Descobrimos que não estamos tão bem preparados para um trabalho ou um relacionamento quanto pensávamos ou que os outros não nos veem como nos vemos. É aí que começa o verdadeiro teste. Para alguns, essas dificuldades assumem a forma de uma deficiência física, um ambiente familiar abusivo, pobreza ou guerra. Para outros, a batalha é interna: sentimentos como medo, autodepreciação e depressão — coisas do cotidiano quando a dúvida e o medo tomam conta de nós.

ORGULHO, VERGONHA E OUTROS PARCEIROS DE CORRIDA

Se você se pegar correndo para trás durante sua TCD, pergunte-se se existe alguma lição a ser aprendida com a experiência. Orgulho, vergonha e outras emoções dolorosas podem ter muito a nos ensinar sobre quem somos e o que precisa de atenção. Já falamos da necessidade de reconhecer nossos sentimentos, e com esses não é diferente. Se você encontrou vergonha ou orgulho em sua jornada, não tente fugir deles. O orgulho em particular é um muro que costumamos construir para esconder problemas pelos quais, no fundo, sabemos que somos parcialmente responsáveis.

Quando nos escondemos por trás do orgulho, em geral acabamos aprisionando os próprios sentimentos que estamos tentando evitar. Podemos pensar, por exemplo: "Nunca vou admitir para você que me sinto fraco na vida, sou melhor do que isso", mas compensar com pensamentos como esse acaba nos tornando mais fracos. Eles nos tornam despedaçados e exaustos pelo esforço de afirmar que aquilo não é real. Pense no orgulho e na vergonha com que se depara em sua jornada quando pessoas sábias tentam ensinar lições importantes como essa ou quando mentores buscam revelar um tesouro oculto como o lugar onde está a verdadeira força.

Procure entrar nesse processo de aceitação com a maior honestidade possível. É um trabalho árduo — quase sempre, as lições mais importantes costumam ser as mais difíceis e demoradas para aprender. Seja verdadeiro consigo mesmo enquanto corre. Tenha coragem e fé — você saberá quando encontrar o orgulho e a vergonha na estrada, e só você poderá ver o que está por trás deles. Seja paciente, em geral leva tempo para lembrar o que estamos escondendo, e onde e quando escondemos isso.

A BATALHA MENTAL

Reconhecer a dor e o medo e vê-los pelo que são — sentimentos e pensamentos que vêm e vão se deixarmos — está no centro da atenção plena. Se tiver se perdido em seu caminho e achar difícil se sentir confortável com a perda de fôlego, a inércia ou uma sensação súbita de incerteza e medo, use a experiência com a atenção plena. Todos esses cenários são ótimas oportunidades para uma contemplação ou meditação de atenção plena — afinal, nada está errado de verdade, está? Em sua maioria, são apenas pensamentos que tomaram conta da sua mente. Eles vão passar se você permitir. Respire fundo, saia de dentro da sua cabeça e venha para o momento presente.

Reconheça a sensação de estar triste ou assustado, mas não se afunde nem resista a ela, tampouco tente fingir que ela não está lá. Pema Chödrön, famosa escritora e monja budista, diz que devemos ser gratos por esses momentos de dor e dúvida, vendo-os como oportunidades para crescer. Tente usar cada momento como uma oportunidade para melhorar sua prática. Afinal, os altos e baixos estão fora do nosso controle, mas o que fazemos com eles, não.

SEU MAPA PESSOAL

Nos momentos em que se sentir perdido, você pode acabar esquecendo tudo que já aprendeu na sua jornada. É normal que isso aconteça. Quando mais precisamos, não conseguimos acessar a sabedoria que lutamos tanto para alcançar. Por isso, trace um mapa com uma lista de direções para ajudá-lo a encontrar seu caminho em momentos de dificuldade. Passe algum tempo procurando o nome certo para seu mapa. Ele é um conjunto das coisas mais importantes que você aprendeu na sua jornada — você pode usar as anotações que fez neste livro como guia. À medida que for avançando, acrescente ao seu mapa todas as habilidades, novos mantras ou instruções que acha que vai precisar em seus momentos de dificuldade. E, quando esses momentos chegarem e você sentir que tudo está perdido, pegue seu mapa de confiança e aproveite sua sabedoria conquistada a duras penas. Desenhe seu mapa aqui e dê um título a ele.

TÍTULO: ______________________________

ACEITAÇÃO

Correr para trás muitas vezes resulta de uma sensação de exaustão ou derrota. Depois de atravessar uma grande distância, você finalmente chega ao que os maratonistas chamam de "parede" — a sensação de que atingiu algo intransponível. Na TCD, é mais provável que ela seja uma parte de você mesmo ou da sua história que você tenha dificuldades de aceitar e com a qual tenha dificuldade de fazer as pazes. O que fazer nesse caso? Como encontrar a aceitação nos aspectos mais difíceis da vida?

Existe uma solução surpreendentemente simples: reconhecimento. O reconhecimento leva à aceitação. Parece simples demais para ser verdade, mas, com a prática direta e franca da admissão total dos nossos sentimentos, nosso autoconhecimento pode mudar de maneira drástica. Ao reconhecer o medo e a dor, aprendemos a nos aceitar como somos — não como queríamos ser ou achamos que deveríamos ser. Podemos participar do mundo como ele é, não como gostaríamos que ele fosse. Isso nos permite ocupar o momento atual de maneira mais completa — não lutar contra ele, distorcendo-o para encobrir sensações desagradáveis. De repente, nos livramos do peso do desejo e da expectativa. Por incrível que pareça, é quando realmente damos espaço à imperfeição que o mundo se torna um pouco mais perfeito.

Observação: Como muitos corredores vão lhe dizer, é possível encontrar uma maior sensação de força, paz e contentamento ao atravessar a "parede". É uma espécie de portal, um lugar que reúne nossos medos e resistências. Quando reconhecemos que estamos na parede e avançamos mesmo assim, descobrimos que somos muito mais do que nossos medos. O que ganhamos com isso é uma enorme sensação de orgulho por nossa coragem e fortaleza, bem como um aumento em nossa resiliência e confiança. Nesses momentos, sentimos que realmente nos encontramos pela primeira vez.

SENTAR-SE COM O MEDO E A DOR

Você nem sempre precisa sentir suas emoções em movimento. Contudo, saber quando se sentar e deixar os sentimentos fluírem pode ser muito mais difícil do que parece. Se tiver a sensação de que precisa apenas parar, preste atenção e veja como se sente quando faz isso. Esforçar-se para melhorar é como planejar ser mais espontâneo — meio que funciona, meio que não. Se tiver um impulso de simplesmente deixar rolar ou sentir o que parece um retrocesso, permita-se **deixar tudo fluir**.

Você pode sentir que, ao parar, está abandonando sua jornada, mas, na verdade, pode estar embarcando na parte mais importante dela. Sente-se e respire. Dê-se a chance de vivenciar o momento. Você pode se surpreender. Tente experimentar alguns exercícios de atenção plena do capítulo anterior. Eles vão ajudá-lo a se livrar do medo do futuro ou dos arrependimentos do passado e a se tornar mais presente. Seu coração pode estar cheio de dor ou sua conta bancária pode estar quase vazia, mas, neste momento, você está vivo. Lembre-se: ainda é possível sentir felicidade numa vida imperfeita.

CORRER COM O MEDO E A DOR

Se decidir correr com o medo ou a dor, vá com essas sensações, mas não tente corrigi-las. Se estiver num dia ruim, apenas corra e veja o que muda. Se quiser, pode explorar quais são suas expectativas sobre essa parte de sua jornada de TCD. Tome nota de suas expectativas e, depois, deixe-as em casa. Permita que aquilo que precisa se revelar ou fluir tenha espaço para isso.

Como sempre, tome nota de sua experiência de corrida para poder refletir sobre como essa parte do seu processo funciona para você e de que forma a corrida ajuda. Para alguns, correr “queima” a dor ou o medo até esse sentimento encolher ou desaparecer. Alguns dos meus clientes relatam o alívio que sentem ao não tentarem evitar ou resolver a dor — que correr durante esses momentos dá uma sensação de ficar à vontade consigo mesmos. Outros falam de uma entrega à natureza e a um poder superior. Para cada pessoa é diferente. Encontre seu próprio caminho.

FAZER AS PAZES

Meus pacientes sempre usam a analogia de estar numa guerra para descrever suas histórias de vida. Alguns falam de suas batalhas para sobreviver na infância. Outros, de uma necessidade constante de ficar alerta, estar em guarda, sempre preparados para o próximo golpe. Sempre fico impressionado, com o peito inflado de admiração e assombro, diante da determinação e da coragem que eles demonstram. Depois de um tempo, quando me contam essa parte de sua história, pergunto se continuam enfrentando as mesmas condições, travando a mesma guerra que antes. Pergunto se a armadura pesada que usam ainda é necessária.

É difícil baixar a guarda depois de uma vida de luta. Mas, na promessa de que nunca mais seremos uma vítima de novo, pode se esconder uma verdade dolorosa — acabamos nos vitimando. Perpetuamos uma guerra que já acabou ou que não precisamos mais lutar. Passar a vida lutando contra fantasmas é um jeito trágico de viver, mas muitos de nós continuam envolvidos num conflito muito obsoleto.

DEIXAR DE LADO

Fala-se muito que precisamos escolher nossas batalhas. É um bom conselho mesmo, mas, quando só conhecemos a guerra, essas palavras podem parecer vazias. Temos orgulho de nossa capacidade de persistir apesar de todas as dificuldades e odiamos abandonar a força e as habilidades que nos mantiveram vivos. Digo aos meus clientes que ninguém pode tirá-las deles e que eu definitivamente não tenho a menor intenção de fazer isso. Juntos, reconhecemos a escala e a história que eles passaram, e o que sofreram e a que foram capazes de sobreviver. Respeitamos suas cicatrizes e habilidades. E, então, pergunto onde estão os dragões hoje.

Em geral, temos muita relutância a abandonar as linhas de frente — muitas vezes, as trincheiras são o único lar que conhecemos. Temos medo de perder a camaradagem dos outros soldados cujas batalhas são parecidas, e que entendem pelo que estamos lutando e a grandeza do que está em jogo. Temos medo de que, se nos afastarmos da única vida que conhecemos, nossos esforços terão sido em vão.

É muito importante reconhecer o quanto avançamos e as batalhas que lutamos. Com meus clientes, tento agir como uma testemunha ou uma espécie de historiador, registrando e reconhecendo aquilo por que eles passaram. E, depois, pergunto se é possível tentar outro caminho agora. Pergunto: "Você precisa continuar agindo como soldado — as bombas ainda estão sendo lançadas, os traidores estão no portão ou as multidões estão subindo a muralha?". É um momento formidável quando veem que a batalha devastadora que enfrentam hoje só acontece dentro deles. Que, na realidade, eles são os únicos que mantêm os dragões vivos, os únicos que alimentam a guerra.

Portanto, quando chegar a essa parte da jornada, pergunte a si mesmo se acha que as condições mudaram um pouco. Você pode se dar o direito de tirar parte da armadura? Baixar as armas por um momento? Deixar as mãos livres para outras coisas? Deixar o coração livre para outras coisas? Sim, a estrada é longa e o caminho, incerto, mas você sempre tem uma escolha. Seja honesto e pergunte a si mesmo se parte da dor e da luta deveria ficar no passado. Se sim, está na hora de se permitir tomar uma nova direção, embarcar no próximo capítulo de sua vida.

Se continuar sendo arrastado para conflitos com seus demônios, pergunte-se se pode abandonar a luta de hoje. Assim, quando sentir que está tendo um dia ruim, voltando a incorrer em velhos hábitos, você pode se libertar da expectativa de que, mais uma vez, sairá por cima. Lembre-se: abandonar a luta não faz de você uma vítima, e sim o torna inteligente.

TORNANDO SUA HISTÓRIA REAL

É muito importante ser dono de sua história. Dos contos de fada da infância aos livros e filmes que nos entretêm na vida adulta, é por meio das narrativas que nos entendemos e compreendemos os outros. Portanto, conhecer e tomar posse da nossa história é nossa responsabilidade e nosso direito inato. Mas pode ser difícil — existem partes que não podemos ver, ou que não queremos lembrar ou prestar atenção. Outras partes parecem irreais e confusas. Nesse sentido, nossas histórias são mitológicas — tanto para nós como para os outros. E, com frequência, assim como os mitos, a narrativa nos guia para outro lugar. Na condição de heróis de nossa própria aventura, cabe a nós escolher como a história termina. É por isso que a sinopse final é tão importante — ela é sua chance de realmente entender sua história até agora.

Quando você escreve sua sinopse (marcando o fim da jornada), pode ou não querer acrescentar um quê mítico a ela. Ajuda caracterizar-se como o herói da jornada? Pode parecer estranho, até bobo, mas esse processo pode ajudá-lo a desvendar o passado e abrir o caminho à frente. Escrever, sobretudo dessa forma, pode nos ajudar a encontrar nossa coragem. E, em dias em que sentir que está correndo para trás, lembre-se de que isso faz parte da vida, parte da sua jornada e de qualquer outro herói.

O fim do arco-íris

Você não é uma gota no oceano. É o oceano inteiro numa gota.

RUMI

Chegará o momento em que parecerá certo finalizar seu processo de TCD. É importante que você o termine bem e siga em frente com as conquistas que fez ao longo do caminho. É nessa parte do processo que você pode refletir sobre as emoções que surgiram durante suas corridas e se permitir deixar de lado parte de sua bagagem emocional.

Assim como muitas das grandes decisões de vida, como ter um filho ou comprar uma casa, não existe momento ideal para mudar de rumo. Não há nenhuma placa no caminho dizendo: "Pare! A vida nova começa aqui". É igualmente improvável que as fantasias que você alimenta se tornem realidade de repente. O amor incondicional que você precisava receber dos seus pais talvez não apareça depois de todos esses anos; também é improvável que seu parceiro ideal surja do nada, concedendo-lhe o amor eterno e a felicidade com que sempre sonhou.

Reconhecer na análise final que você é a melhor pessoa para se dar aquilo de que necessita marca o momento em que você realmente muda de rumo. O que você busca está dentro de você. Está esperando por você. Apenas você pode se dar a paz, o conforto e o perdão que deseja.

Concedei-nos, Senhor, a serenidade para aceitar as coisas que não podemos mudar, a coragem para mudar aquelas que podemos, e a sabedoria para distinguir umas das outras.

REINHOLD NIEBUHR, "ORAÇÃO DA SERENIDADE"

É muito provável que sua jornada tenha incluído a compreensão de que há certas coisas na sua vida que você não tem como mudar — pode apenas deixá-las de lado. Mas deixar de lado de verdade é difícil; pode parecer que certas coisas estão presas a nós como cola. Libertar-se envolve chegar a uma firme conclusão quanto a se temos ou não o poder de mudar algo. Muitas vezes, continuamos num lugar de fantasia — em parte, fingindo que o problema não está lá e, em parte, torcendo para que alguém ou algo cause uma mudança. Isso serve apenas para perpetuar o problema, além de gastar muita energia. O primeiro passo é decidir se esse "problema" é real, e não uma fantasia ou possibilidade.

O QUE ESTÁ EM MINHA BAGAGEM?

Cada pessoa tem algo diferente no fundo de sua bagagem perto dos tênis sujos de corrida e das coisas soltas que levam de um lado a outro. E, no fundo, todo mundo sabe mais ou menos o que é. Mas manter as conquistas reais da TCD significa mais do que apenas resolver o que está lá dentro ou aprender a se livrar desse peso. Significa desfazer as malas, tirar o que está lá e pôr na sua frente. Significa olhar de frente para essas coisas e dizer: "Bom ou mau, isso existe e é meu; vou parar de fingir que não faz parte de mim".

Olhar para dentro de você significa realmente se dedicar a prestar atenção em como se sente sobre você mesmo. Significa chegar a um ponto em que pode se valorizar com honestidade e dizer: "A verdade é que não me sinto bom/inteligente/magro/forte o bastante". No meu trabalho como terapeuta, muitas vezes descubro que os momentos de mudança mais poderosos surgem quando meus clientes dizem em voz alta o que sentiram mas esconderam dos outros durante toda a vida. Sempre peço que repitam a frase várias vezes para que possam tomar posse dela e ouvi-la sendo dita. Peço que usem a linguagem mais simples e o mínimo de palavras possível.

Pergunte-se se existe um aspecto sobre como se sente sobre si mesmo que nunca expressou de verdade. Olhe para dentro de você e veja se existe uma ideia ou medo que tem em relação a si mesmo que cansou de ignorar, dissimular ou esconder dos outros. Dá para resumir isso numa frase simples? Exemplos que ouvi no meu trabalho incluem: "Vivo assustado a maior parte do tempo", "Nunca achei que era digno de amor", "Sempre senti que havia algo ruim dentro de mim", "Não sou forte o bastante e preciso esconder isso de todos".

Você pode tentar dizer isso em voz alta para si mesmo. Não precisa de um público. Ou, talvez, queira ter um. Pode falar para um estranho, para o carteiro ou para seu cachorro. Pode tentar correr com isso ou gritar à noite ou numa praia deserta. Para algumas pessoas, dizer a verdade em voz alta pode ser imensamente libertador. Para outras, basta admitir isso para si mesmas em silêncio. Leve o tempo que precisar para encontrar seu próprio caminho e decidir o que seria melhor para você.

Pode ser difícil assumir a responsabilidade pela dor e pela vergonha que os outros incutiram em nós, mas, seja injusto ou não, cabe a nós fazer as pazes com isso. Você pode não ter interiorizado esse sentimento, pode não merecê-lo, mas está dentro de você e é sua responsabilidade entrar num acordo com ele.

Reconhecer a verdade é o primeiro passo para fazer as pazes com ela. Sua jornada de TCD vai aproximá-lo da sua verdade. Escrever a sinopse final ajudará a ver como ela surgiu, bem como o plano que você tem para o futuro. Mas este capítulo é sobre fazer as pazes com a verdade para que os ganhos que você conquistou durem mais.

Para fazer as pazes com a verdade interna, você precisa se permitir. E, para isso, precisa se sentir digno. Algumas pessoas acordam todos os dias durante vários anos sentindo que são isso ou aquilo. Não falam nada para seus parceiros, que acabam sofrendo também. Não contam a ninguém porque temem que sua verdade seja vergonhosa. Outros a escondem no fundo de uma garrafa, no excesso de trabalho ou no uso excessivo das redes sociais. Sentem que é melhor viver com a mão na espada, preparados para um golpe que pode nunca chegar, do que baixar a guarda e correr o risco de um ferimento grave em seu verdadeiro eu. É nesse jeito de viver que se esconde a tragédia de ninguém conhecer ninguém de verdade — um destino muito solitário.

Para alguns, é uma questão de merecimento. "Como alguém como eu merece estar em paz no mundo depois do que eu fiz ou sendo a pessoa que me falaram que sou? O que faço com toda a minha vergonha, culpa e arrependimentos?" Muitas vezes, esse tipo de autodepreciação é apoiado por uma enorme tristeza que não conseguimos expressar, deixando-nos imersos num ciclo de dor. Outros não conseguem reduzir a velocidade, seja na fuga de um passado traumático ou na corrida rumo aos sonhos de um futuro melhor. Como podem pisar no freio e mudar o embalo de toda uma vida? Como podem voltar e nadar correnteza acima depois de tantas águas passadas?

Há também aqueles que carregam um peso tão grande de dor que nem conseguem imaginar onde pôr tudo isso, incapazes de pensar num lugar, pessoa ou tempo capaz de abrigar o enorme volume de infelicidade que habita em seus ossos. Então, levam isso junto com eles. Eles costumam carregar sofrimentos, tristezas e outros fardos que não deveriam suportar. Penso nessas pessoas nobres e insensatas como "carregadores". São eles quem mais tem a ganhar ao verificar sua bagagem.

Permitir-se deixar a dor de lado é difícil quando você sente que ela compõe a maior parte de você. Ela pode gerar mil dúvidas: o que eu serei sem isso? Como vou me conhecer? Como os outros vão me ver? Se o que restou é uma parte menor, sou mais fraco por causa disso? Como vou sobreviver? Não vou perder tudo que me esforcei tanto para alcançar? Se eu perder isso, posso recuperar se for necessário? As perguntas são inúmeras, mantendo-o estagnado, e, no entanto, a verdade é que, até você começar a deixar de lado, não há espaço ou jeito de ver a calma dentro de você.

Qualquer que seja o caso, dentro de cada um de nós há a possibilidade de perdoar, deixar para trás, começar de novo e encontrar paz. Cada pessoa é diferente. É isso que nos torna incríveis. Pensamos que nosso "problema" particular é imperdoável ou inesquecível sem nos dar conta de que todo mundo está pensando o mesmo sobre o seu. A história sempre vai diferir — todo mundo tem algo diferente para aprender —, mas todos estamos a um momento de distância de um recomeço.

REFLETINDO SOBRE SUA JORNADA

Ao longo de todo o livro, destacamos a importância de valorizar nossa relação conosco. Essa é a coisa mais importante para levar a bordo. Você sempre será imperfeito; sempre terá partes de você de que gosta menos do que outras. A questão é se consegue ser bondoso com elas. Consegue ser paciente? Consegue ouvir suas próprias necessidades? É aprendendo a reconhecer e a dar valor a nossos pensamentos e sentimentos que passamos de um estado de negligência para outro de cuidado, intimidade e paz. Dessa forma, nos tornamos nossos próprios mentores de vida, confidentes especiais, ouvintes pacientes e melhores amigos.

Enquanto escreve sua sinopse final a seguir ou em seu diário (como descrito nas páginas 31 e 32), tente fazê-lo usando o tipo de tom compreensivo e benevolente com que planeja seguir em frente. Lembre-se: seu caminho continuará a ter obstáculos, suas imperfeições ainda vão existir, mas, à medida que pratica a autoaceitação, reconhecendo quem e o que você é, você sempre se bastará, exatamente como é. Boa sorte e se cuide!

SUA SINOPSE FINAL

Agradecimentos

Gostaria de agradecer aos terapeutas Joanna Gree, Lucy Johnson, Camille De Stempel e Mark Boyden. E também à minha família e a todos os professores que tive ao longo da estrada.

TIPOGRAFIA Adriane por Marconi Lima
DIAGRAMAÇÃO Osmane Garcia Filho
PAPEL Pólen Soft, Suzano Papel e Celulose
IMPRESSÃO Gráfica Bartira, agosto de 2017

FSC
www.fsc.org
MISTO
Papel produzido a partir de fontes responsáveis
FSC® C105484

A marca FSC® é a garantia de que a madeira utilizada na fabricação do papel deste livro provém de florestas que foram gerenciadas de maneira ambientalmente correta, socialmente justa e economicamente viável, além de outras fontes de origem controlada.